Handleiding
Standaard Lichamelijk Onderzoek
bij kinderen met een Centraal Motorische Parese

Handleiding
Standaard Lichamelijk Onderzoek

bij kinderen met een Centraal Motorische Parese

Samenstellers
Jules Becher, kinderrevalidatiearts, Revalidatiegeneeskunde VUmc, Amsterdam
Caroline Doorenbosch, senior onderzoeker bewegingslab Revalidatiegeneeskunde
Vumc, Amsterdam
Katinka Folmer, kinderrevalidatiearts, RC De Trappenberg, Huizen
Vanessa Scholtes, senior onderzoeker, Revalidatiegeneeskunde VUmc, Amsterdam
Jeanine Voorman, kinderrevalidatiearts, RC De Trappenberg, Huizen
Nienke Wolterbeek, onderzoeker, Revalidatiegeneeskunde VUmc, Amsterdam

Centrum voor Kinderrevalidatiegeneeskunde
Bohn Stafleu van Loghum, Houten

Synopsis
Beschrijving van de uitvoering van het standaard lichamelijk onderzoek bij kinderen met een
Centraal Motorische Parese (CMP)

Omslagontwerp: Mariël Lam bno, 's Hertogenbosch
Videobeelden: Joris Lange tekst&beeld producties, Driebergen, www.jorislange.nl
Ontwerp: MDS, Manipal

De kinderen in de foto's en video's zijn alle met toestemming van henzelf/hun verzorgers
afgebeeld.

In de oorspronkelijke uitgave van *Handleiding Standaard Lichamelijk Onderzoek*
was een cd-rom toegevoegd met aanvullend materiaal.
Vanaf deze editie is echter al dit aanvullende materiaal vindbaar op:
https://extras.springer.com
Vul op deze website in het zoekveld *Search ISBN* het ISBN van het boek in:
978-90-368-2321-0
Let op: het is belangrijk om precies deze schrijfwijze aan te houden, dus met tussenstreepjes.

Overal waar in deze uitgave verwezen wordt naar de cd-rom. Wordt bovenstaande website
extras.springer.com bedoeld.

ISBN 978-90-368-2321-0   ISBN 978-90-368-2322-7   (eBook)
https://doi.org/10.1007/978-90-368-2322-7

NUR 894, 876

Bohn Stafleu van Loghum
Walmolen 1
Postbus 246
3990 GA Houten

www.bsl.nl

Inhoud

VOORWOORD

De eerste aanzet van deze handleiding is voortgekomen uit de klinische lessen van Jules Becher (kinderrevalidatiearts, VU medisch centrum) over het lichamelijk onderzoek bij kinderen met een Centraal Motorische Parese (CMP), waaronder kinderen met een Cerebrale Parese (CP).
In de afgelopen jaren zijn kennis en inzicht omtrent de patiënt met CMP gegroeid en is het belang van gestandaardiseerde registratie van het lichamelijk onderzoek voor evaluatie en communicatie tussen verschillende behandelaars duidelijk geworden. Voor eenduidigheid in de uitvoering van het lichamelijk onderzoek bij deze kinderen is deze uitgebreide, gedetailleerde handleiding tot stand gekomen.

De handleiding is bedoeld voor artsen en (kinder)fysiotherapeuten die het lichamelijk onderzoek doen bij kinderen met een CMP. Een deel van de informatie is ontleend aan het boek *Kinderrevalidatie* (Meihuizen-De Regt e.a., 2003). Hoewel de handleiding is opgezet voor kinderen met een CMP van cerebrale origine, is deze zeker ook bruikbaar voor volwassenen met een CMP die op de kinderleeftijd is ontstaan.

Voor de ontwikkeling van een landelijke standaard is de voor deze handleiding gebruikte terminologie afgestemd in samenwerking met de afdeling fysiotherapie van Adelante kinderrevalidatie, locatie Valkenburg (L) en de afdeling revalidatiegeneeskunde van het Academisch Ziekenhuis Maastricht.

Alle kinderen die hebben meegewerkt aan de totstandkoming van de illustraties, worden hartelijk bedankt voor hun enthousiaste medewerking.

Inleiding

De eerste keer dat ik zelf een kind met een ernstige bilaterale spastische parese ging onderzoeken, zal me nog lang heugen.

Een jongen van acht jaar zat tegenover mij, stevig ingegespt in zijn rolstoel met felgekleurde wielen. Terwijl ik me druk zat te maken over hoe ik deze jongen zou kunnen onderzoeken, zonder met botbreuken op de grond te eindigen, vertelde hij mij enthousiast hoe hard hij kon skiën. Dat heeft me niet alleen geleerd hoe leuk het is om met deze kinderen te werken, maar vooral ook hoe je je kunt vergissen in de mogelijkheden van een kind, als je niet daadwerkelijk ziet en voelt wat ze kunnen. Een zorgvuldig lichamelijk onderzoek is een belangrijke manier om erachter te komen wat de fysieke mogelijkheden en beperkingen van een kind zijn. In deze handleiding wordt dit lichamelijk onderzoek bij kinderen met CMP stap voor stap overzichtelijk uitgelegd. Waarom nu een boek voor deze groep kinderen? Zijn ze dan anders dan andere kinderen? Het antwoord is: nee, ze zijn niet anders, maar hun motorische beperkingen, samen met alle veranderingen van het lichaam ten gevolge van de groei, maken dat deze groep kinderen een specifieke groep vormt. Immers, de lengte van de spieren, de vorm van de botten, de (onevenredige) verdeling van de krachten, de manier van lopen en de vaardigheden van deze kinderen veranderen sterk tijdens de groei. Dit kan telkens vragen om herziening van het behandelplan.

Tevens zijn er vaak meerdere behandelaars betrokken bij een kind met een CMP en dan helpt het enorm in de onderlinge afstemming als het lichamelijk onderzoek door iedereen op dezelfde, zorgvuldige wijze wordt uitgevoerd en opgeschreven. En, over zorgvuldigheid gesproken: breng uzelf nooit in de verleiding tot het doen van lichamelijk onderzoek terwijl de patiënt nog alle kleding aan heeft, of even snel, zittend in de rolstoel. Kies bij tijdsdruk voor een selectie van het onderzoek, en neem hierbij de moeite om dit goed en grondig te doen.

Lichamelijk onderzoek doen bij deze kinderen is een enorme uitdaging, maar vooral iets waar je heel veel plezier mee kunt beleven.

Heel veel succes!

Namens de auteurs,
Katinka Folmer, kinderrevalidatiearts De Trappenberg, Huizen

Leesinstructie

Deze handleiding is opgezet als complete instructie met een theoretische achtergrond. Daarnaast is het te gebruiken als naslagwerk voor specifieke onderdelen van het lichamelijk onderzoek.
Voor sommige onderdelen van het lichamelijk onderzoek zijn verschillende technieken gangbaar. In deze handleiding is gekozen voor technieken die relevante informatie opleveren, gerelateerd aan dagelijkse vaardigheden, zoals lopen en handfunctie.

Bij deze handleiding hoort het invulformulier van het 'standaard lichamelijk onderzoek CMP' (Appendix I). Er is bewust gekozen voor een bepaalde volgorde van de verschillende onderdelen van het lichamelijk onderzoek. Deze volgorde wordt ook aangehouden op het formulier.

In het eerste gedeelte van het lichamelijk onderzoek worden de vaardigheden van het kind geobserveerd en in het tweede gedeelte worden de spier- en gewrichtseigenschappen en neurologische aspecten onderzocht. Voor dit tweede deel is het nodig het kind aan te raken. Praktisch gezien is deze volgorde gebaseerd op het feit dat 'spelen' met een kind wat meer afstand creëert en ervoor zorgt dat het ijs breekt, waardoor vervolgens het tweede gedeelte gemakkelijker verloopt. Van de verschillende onderdelen is aangegeven hoe ze ingevuld dienen te worden. Een voorbeeld van het formulier is bijgevoegd in Appendix I.

Videovoorbeeld van het totale lichamelijk onderzoek (20 minuten).
1   vaardigheden
2   bewegingsonderzoek onderste extremiteit
3   bewegingsonderzoek bovenste extremiteit
4   statiek
5   selectiviteitstesten

Een ingevuld formulier van dit voorbeeldonderzoek is als appendix Ib in deze handleiding opgenomen.

I Benodigdheden

- Handgoniometer (zie figuur 1: voorkeur voor lafayettegoniometer)
- Onderzoeksbank (verschillende mogelijkheden. Voorkeur 4- of 5-delig)
- Kussen
- Onderzoeksmat
- Huidvriendelijk potlood
- Pen
- Formulier standaard lichamelijk onderzoek CMP
- Plankjes om beenlengte verschil te meten
- Voorwerp om de patiënt mee te kunnen laten manipuleren (bijvoorbeeld dikke stift)
- Voorwerp om de patiënt mee uit te dagen tot activiteiten (bijvoorbeeld bal)

Tijdens het lichamelijk onderzoek draagt de patiënt alleen een onderbroek en een T-shirt. Het lichamelijk onderzoek wordt blootsvoets uitgevoerd.
Voor het bepalen van de kenmerken van het looppatroon (p. 10) is gebruik van (loop) hulpmiddel toegestaan. Voor overige onderdelen wordt geen gebruik gemaakt van (loop-) hulpmiddel of orthese.

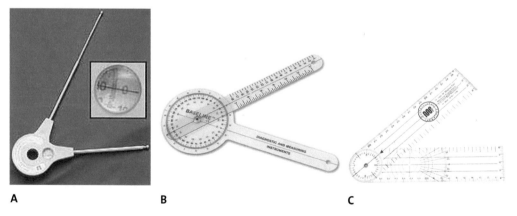

A   B   C

Figuur 1: Verschillende goniometers. A: lafayettegoniometer met uitschuifbare armen; B: universele handgoniometer (32 cm); C: universele goniometer (36 cm)

II Actielijst lichamelijk onderzoek

- Bepaling lokalisatie motorische stoornis
- Bepaling type motorische stoornis
- Bepaling antropometrie
- Bepaling Gross Motor Function Classification System
- Bepaling Manual Ability Classification System
- Bepaling kenmerken looppatroon
- Uitvoer grofmotorische vaardigheden onderste extremiteit
- Uitvoer fijnmotorische vaardigheden bovenste extremiteit: grijpen
- Bepaling pols-, hand- en vingerfunctie
- Uitvoer passief en actief bewegingsonderzoek
  - Plaatsing markeerpunten op anatomische botpunten op de bank
  - Bepaling gewrichtsmobiliteit (Passive Range of Motion (PROM); in °)
  - Bepaling spierlengte (Passive Range of Motion (PROM); in °)
  - Bepaling spiertonus tijdens Passive Range of Motion (PROM)
  - Bepaling spasticiteit (Angle Of Catch (AOC); in °)
  - Bepaling kwaliteit van spierreactie tijdens Angle Of Catch (AOC)
  - Bepaling score clonus tijdens Angle Of Catch (AOC)

III Kenmerken CMP

Lokalisatie motorische stoornis

Aan de hand van de verdeling van de motorische stoornis over het lichaam kan onderscheid gemaakt worden tussen unilaterale en bilaterale vormen. Internationaal gezien is de tendens om alleen onderscheid te maken tussen deze twee vormen, in verband met de uniformiteit. De verdeling tussen diplegie en tetraparese is echter nog een zeer veel gebruikte indeling binnen de kinderrevalidatie.

Unilateraal: één lichaamszijde; één arm en been zijn aangedaan (hemiplegie).

Notatie op formulier (Appendix I)

rechts: R
links: L

Bilateraal: beide lichaamszijden zijn aangedaan; er wordt onderscheid gemaakt tussen diplegie en tetraparese.

Diplegie: óf alleen de benen zijn aangedaan, óf de benen zijn meer aangedaan dan de armen.

Notatie op formulier (Appendix I):

rechts meer aangedaan dan links: R > L
links meer aangedaan dan rechts: R < L
rechts even aangedaan als links: R = L

Tetraparese: de armen zijn in gelijke mate of meer aangedaan dan de benen.

Notatie op formulier (Appendix I):

rechts meer aangedaan dan links: R > L
links meer aangedaan dan rechts: R < L
rechts even aangedaan als links: R = L

Bij de centraal motorische parese (CMP) is er sprake van een parese en één of meer bijkomende motorische stoornissen. Deze bijkomende motorische stoornissen kunnen onderverdeeld worden in drie typen. Het onderscheid wordt gemaakt op grond van de vorm van de bewegingen en door de omstandigheden waarin de verschijnselen optreden: in rust (dus continue), alleen in bepaalde houdingen of alleen bij bewegen. De verschillende typen motorische stoornissen zijn een spastische parese, een atactische parese en een dyskinetische parese. Daarnaast komen er ook mengvormen voor zoals spastische atactische parese.

Spastische parese: een houding- en bewegingsafhankelijke tonusregulatiestoornis. Dat wil zeggen: in rust zijn de verschijnselen van abnormale motoriek afwezig of het minst aanwezig, bij activiteit nemen de verschijnselen onder invloed van houding of beweging toe. Kenmerkend is de uniformiteit van bewegen (imponeert als stijf): er is weinig variatie mogelijk in het gebruik van de spieren. Elke beweging is op dezelfde manier afwijkend.

Atactische parese: wordt gekenmerkt door balansstoornissen (axiale ataxie), coördinatiestoornissen en hypermetrie, gestoorde focussing van gerichte bewegingen. Bij gerichte beweging ontstaat er trillen in een extremiteit, de beweging verloopt schokkerig. Kenmerkend is de variabiliteit in het bewegen (imponeert als instabiel), die ook in de vorm van variatie in spieractivatie tijdens lopen is waar te nemen, zelfs bij lichte ataxie. Elke beweging is telkens op een andere manier afwijkend.

Dyskinetische parese: wordt gekenmerkt door onwillekeurige bewegingen, die persisteren in een inactieve of gefixeerde houding. Deze onwillekeurige spieractivatie treedt in meerdere spiergroepen simultaan op. Alleen tijdens de slaap zijn de dyskinetische bewegingen afwezig. Elke beweging is telkens op een andere manier afwijkend.

Verschil dyskinetische en atactische parese

Om het verschil tussen een atactische en dyskinetische parese duidelijker te maken wordt tijdens het lichamelijk onderzoek gevraagd om in kniehoogstand te lopen. Bij een atactische parese geeft dit geen verbetering en bij een dyskinetische parese geeft dit wel een verbetering van de (romp)balans.

Notatie op formulier (Appendix I):

Omcirkel type dat van toepassing is. Meerdere types zijn mogelijk (mengvorm).

Antropometrie

Bepaal het gewicht en de lengte van de patiënt, zonder kleding en blootsvoets.
Gewicht (kg): gebruik hiervoor een weegschaal.
Lengte (m): gebruik hiervoor bij voorkeur een meetlat bevestigd aan de muur.

Notatie op formulier (Appendix I)

Noteer in kg en cm nauwkeurig.

GMFCS

*Het Gross Motor Function Classification System (GMFCS) voor kinderen met CP in de leeftijd van 2 t/m 18 jaar is gebaseerd op **spontaan** uitgevoerde bewegingen met de nadruk op zitten (rompbalans/controle) en lopen. Het belangrijkste uitgangspunt bij het construeren van dit classificatiesysteem met 5 niveaus (I, II, III, IV, V) was dat er een klinisch betekenisvol onderscheid moet bestaan tussen de niveaus. Het onderscheid tussen de verschillende niveaus van motorisch functioneren is gebaseerd op: functionele belemmeringen, het gebruik van loophulpmiddelen (zoals looprekjes, rollators, krukken en vierpoten) en rolstoelen, en in mindere mate, kwaliteit van bewegen.*
NB: Het gebruik van ortheses of aangepast schoeisel wordt dus niet meegerekend in de classificatie.
In Appendix IIa en b staat de specifieke beschrijving van de GMFCS per leeftijdscategorie. Hieronder volgt een korte beschrijving per niveau voor kinderen vanaf 4 jaar.

GMFCS-niveau (4-18 jaar)

Niveau I: lopen zonder belemmeringen; belemmering in hogere motorische vaardigheden
Niveau II: lopen zonder hulpmiddelen; belemmering in het lopen buitenshuis en in de woonomgeving
Niveau III: lopen met hulpmiddelen; belemmering in het lopen buitenshuis en in de woonomgeving
Niveau IV: zelf voortbewegen met belemmeringen; kinderen worden vervoerd of gebruiken buitenshuis of in de woonomgeving een (elektrische) rolstoel
Niveau V: zelf voortbewegen is ernstig belemmerd, zelfs met gebruik van hulpmiddelen

Notatie op formulier (Appendix I)

Omcirkel niveau dat van toepassing is. Slechts één niveau is mogelijk.

MACS

Het Manual Ability Classification System (MACS) is een systeem om bij kinderen en adolescenten met CP in de leeftijd van 4 t/m 18 jaar de vaardigheid om objecten te hanteren in dagelijkse activiteiten te classificeren. Het MACS heeft de bedoeling te beschrijven welk niveau het best de gebruikelijke uitvoering door het kind in huiselijke, schoolse en maatschappelijke omgeving representeert.

Het MACS-niveau moet bepaald worden op basis van kennis over de actuele uitvoering door het kind in het dagelijks leven. Het moet niet bepaald worden door het afnemen van een specifieke test maar door het iemand te vragen die het kind kent en precies weet hoe dat kind activiteiten gewoonlijk uitvoert.

Om het niveau van de MACS te bepalen, is het nodig het te hanteren object te bezien vanuit een leeftijdsafhankelijk perspectief. Het MACS heeft de bedoeling de inzet van beide handen tijdens activiteiten weer te geven en is niet een test van beide handen afzonderlijk.

NB: Het gebruik van arm-/handortheses wordt niet meegerekend in de classificatie. In Appendix IIIa & b staat de specifieke beschrijving van de MACS. Hieronder volgt een korte beschrijving per niveau.

MACS-niveau (4-18 jaar)

Niveau I: Hanteert objecten gemakkelijk en met succes

Niveau II: Hanteert de meeste objecten, maar met iets verminderde kwaliteit en/of snelheid van uitvoering

Niveau III: Hanteert objecten met moeite; heeft hulp nodig bij het voorbereiden en/of aanpassen van activiteiten

Niveau IV: Hanteert een beperkte selectie van makkelijk hanteerbare objecten in aangepaste situaties

Niveau V: Hanteert objecten niet en heeft een ernstig beperkte vaardigheid om zelfs simpele acties uit te voeren

Notatie op formulier (Appendix I)

Omcirkel niveau dat van toepassing is. Slechts één niveau is mogelijk.

Kenmerken looppatroon

De beschrijving van het looppatroon kan worden ingedeeld op basis van vijf types. Indeling van het looppatroon is zinvol in verband met het aangetoonde verband tussen de verschillende looptypes en de prognose van de loopvaardigheid, alsmede met de mogelijke therapeutische interventies.

Type 0: normaal

Hiellanding; volledig voetcontact en knie-extensie in midstance; voldoende voetheffing tijdens zwaaifase.

Type I: verminderde voetheffing in zwaaifase

Verminderde voetheffing in de zwaaifase, met als gevolg een voorvoetlanding, met (vrijwel) volledige knie-extensie (< 10° flexie) aan het eind van de zwaaifase.

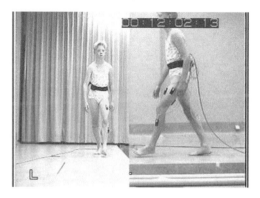

Voorbeeld van looppatroon type I bij een jongen met een hemiparese links. Er is sprake van een verminderde voetheffing in de zwaaifase.

Type II: midstance: knie-(hyper)extensie + volledig voetcontact

Voorvoet- of midvoetlanding, met in het midden van de standfase (midstance) volledig voetcontact met (hyper)extensie van de knie.

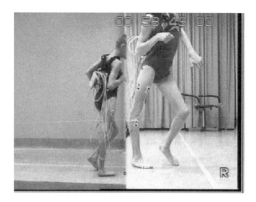

Voorbeeld van looppatroon type II bij een jongen met een asymmetrische diplegie. Rechts is er volledig voetcontact met hyperextensie van de knie in midstance.

Voorvoet- of midvoetlanding, met in het midden van de standfase (midstance) onvolledig voetcontact en (hyper)extensie van de knie.

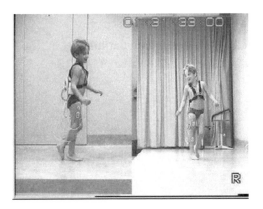

Voorbeeld van looppatroon type III bij een jongen met een diplegie. Rechts is er onvolledig voetcontact met extensie van de knie in midstance.

Voorvoet- of midvoetlanding, met in het midden van de standfase (midstance) heup- en knieflexie (>10° flexie) met onvolledig voetcontact.

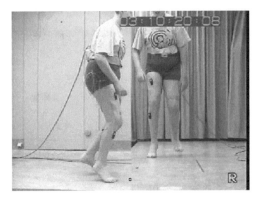

Voorbeeld van looppatroon type IV bij een jongen met een hemiparese rechts. Het looppatroon wordt gekenmerkt door heup- en knieflexie en onvolledig voetcontact in midstance.

Heup- en knieflexie (> 10° flexie) in het midden van de standfase (midstance) met volledig voetcontact door versterkte enkeldorsaalflexie.

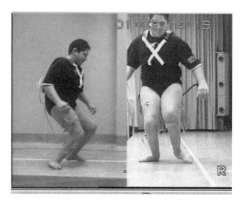

Voorbeeld van looppatroon type V bij een jongen met een diplegie. Er is flexie van de heup en knie met volledig voetcontact in midstance.

Endorotatie + adductie terminal swing: Naast deze vijf looptypen kan aanvullend beschreven worden of er sprake is van endorotatie en/of adductie vanuit de heup in terminal swing.

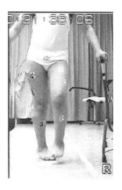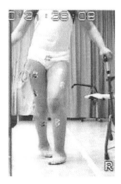

Voorbeeld van looppatroon in endorotatie + adductie van linkerheup in terminal swing.

Notatie op formulier (Appendix I):

Omcirkel per been het type looppatroon dat van toepassing is. Per been is er één type mogelijk.
Omcirkel per been of er sprake is van endorotatie en/of adductie in terminal swing (+ = ja; - = nee).

IV MOTORISCHE VAARDIGHEDEN

Voer de beschreven motorische vaardigheidstesten uit in onderstaande volgorde en beoordeel deze. Vraag de patiënt de verschillende onderdelen zelfstandig uit te voeren. Vaak helpt het om het voor te doen. Wanneer het de patiënt zelfstandig niet lukt, mag testmateriaal (p. ix) aangeboden worden. Verschillende transfers, activiteiten en houdingen worden geobserveerd en gescoord.

Er wordt onderscheid gemaakt in de grofmotorische vaardigheden van de onderste en de bovenste extremiteit. In het algemeen gelden de scores +, ± en --. De scoringscriteria verschillen per test en staan hieronder beschreven.

Grofmotorische vaardigheden onderste extremiteit

lig → zit	
+	komt volledig tot zit zonder hulp
+/-	komt gedeeltelijk tot zit of komt volledig tot zit met hulp van persoon of testmateriaal
--	doet geen poging te gaan zitten

Uitgangspositie: ruglig op de mat.
Instructie: vraag de patiënt om op de billen te gaan zitten. Elke zitvorm op de billen is hierbij toegestaan.

zit → stand	
+	komt volledig tot stand zonder hulp
+/-	komt tot stand met hulp van persoon of testmateriaal
--	komt niet tot stand

Uitgangspositie: zitten op de billen op de mat. Elke zitvorm op de billen is hierbij toegestaan.
Instructie: vraag de patiënt zelfstandig tot stand te komen. Alle varianten van tot stand komen zijn hierbij toegestaan. De score + mag worden gegeven als de patiënt zelfstandig tot stand komt, maar steun voor balans geboden moet worden om in stand te blijven staan.

staan met steun	
+	mogelijk
--	niet mogelijk

Uitgangspositie: stand. Plaats de patiënt in stand, bij voorkeur op de vloer en niet op de mat. Stand wordt gedefinieerd als rechtop, op beide voeten. Steun voor balans mag geboden worden.

Instructie: vraag de patiënt gedurende 3 seconden te staan, terwijl deze zich met twee handen vasthoudt aan een persoon of testmateriaal. De patiënt mag hierbij geen steun zoeken met andere lichaamsdelen.

los staan	
+	mogelijk
--	niet mogelijk

Uitgangspositie: stand. Bij voorkeur op de vloer en niet op de mat. Stand wordt gedefinieerd als rechtop, op beide voeten. Steun voor balans mag niet geboden worden.

Instructie: vraag de patiënt gedurende 3 seconden los te staan.

op 1 been staan rechts	
+	≥ 10 sec. los
+/-	tussen 3 - 9 sec. los
--	< 3 sec. los of niet mogelijk

Uitgangspositie: los staan. Bij voorkeur op de vloer en niet op de mat. Los staan wordt gedefinieerd als rechtop, op beide voeten, zonder steun.

Instructie: vraag de patiënt de linkervoet geheel van de grond te tillen. Hierbij mag geen steun geboden worden.

op 1 been staan links	
+	≥ 10 sec. los
+/-	tussen 3 - 9 sec. los
--	< 3 sec. los of niet mogelijk

Uitgangspositie: los staan. Bij voorkeur op de vloer en niet op de mat. Los staan wordt gedefinieerd als rechtop, op beide voeten, zonder steun.

Instructie: vraag de patiënt de rechtervoet geheel van de grond te tillen. Hierbij mag geen steun geboden worden.

tenenstand rechts en links	
+	hiel los tot volledige tenenstand ≥ 10 keer
+/-	hiel los maar onvolledige tenenstand ≥ 10 keer; of
	hiel los tot volledige tenenstand 3 - 9 keer
--	hiel los tot onvolledige tenenstand < 3 keer; of
	hiel los tot volledige tenenstand < 3 keer; of
	hiel komt niet los van de grond

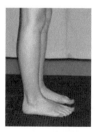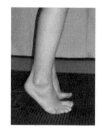

NB: indien geen volledig voetcontact mogelijk is, is deze test niet betrouwbaar uit te voeren.

Uitgangspositie: stand met volledig voetcontact. Bij voorkeur op de vloer en niet op de mat. Stand wordt gedefinieerd als rechtop, op beide voeten. Steun voor balans mag geboden worden.

Instructie: vraag de patiënt om met 1 been tot volledige tenenstand te komen; eerst rechts en dan links en scoor apart. De hielen en midvoet moeten los van de onderlaag zijn met een plantairflexiebeweging in de enkel. Steun voor balans mag geboden worden. Let op dat het kind niet door knieflexie de hielen van de grond krijgt en daardoor fout-positief scoort.

NB: bij hemiplegie alleen aangedane kant testen.

tenenloop	
+	≥ 10 passen
+/-	3 – 9 passen
--	< 3 passen of niet mogelijk

NB: indien geen volledig voetcontact mogelijk is, is deze test niet betrouwbaar uit te voeren.

Uitgangspositie: stand met volledig voetcontact. Bij voorkeur op de vloer en niet op de mat. Stand wordt gedefinieerd als rechtop, op beide voeten. Steun voor balans mag geboden worden.

Instructie: vraag de patiënt op de tenen te lopen. Hierbij moeten de hielen en de midvoet los van de onderlaag zijn. Steun voor balans mag geboden worden.

hielenloop	
+	≥ 10 passen
+/-	3 – 9 passen
--	< 3 passen of niet mogelijk

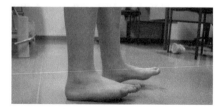

Uitgangspositie: stand. Bij voorkeur op de vloer en niet op de mat. Stand wordt gedefinieerd als rechtop, op beide voeten. Steun voor balans mag geboden worden.
Instructie: vraag de patiënt op de hielen te lopen. Hierbij moeten de tenen en de kopjes van MTP I t/m V los van de onderlaag zijn. Steun voor balans mag geboden worden.

squattest	
+	8 maal volledig traject
+/-	< 8 maal volledig traject
--	niet mogelijk of kind trekt zich op aan steun

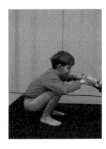 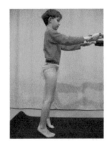 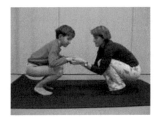

Uitgangspositie: vanuit stand of volledige hurkstand op de mat. Volledige hurkstand wordt gedefinieerd als maximale heup- en knieflexie op beide voeten. Volledig voetcontact is niet noodzakelijk. Steun voor balans mag geboden worden.
Instructie: vraag de patiënt tot volledige hurkstand te komen en vervolgens op te staan tot maximale strekking in heup en knie en deze beweging maximaal 8 keer te herhalen. Steun voor balans mag geboden worden, maar de patiënt mag zich niet aan de steun optrekken! Bij herhaling van beweging goed erop letten dat de patiënt weer start vanuit volledige hurkstand.

handen- en knieënstand	
+	≥ 10 sec.
+/-	3 – 9 sec.
--	< 3 sec.

Uitgangspositie: handen- en knieënstand op de mat. Hoofd, romp en bekken mogen de mat of de onderbenen niet raken.
Instructie: vraag de patiënt handen- en knieënstand 10 seconden vol te houden.

kruipen		
+	≥ 3 beenbewegingen	
-	< 3 beenbewegingen	
uitvoering:	kikkerend	alternerend

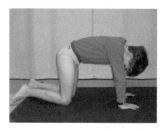 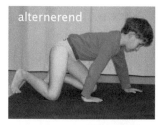 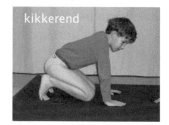

Uitgangshouding: handen- en knieënstand op de mat. Hoofd, romp en bekken mogen de mat of de onderbenen niet raken.

Instructie: vraag de patiënt in minimaal drie beenbewegingen naar het andere eind van de mat te kruipen. *Geef eerst aan of de patiënt het kan (score + of -). Geef vervolgens aan of de patiënt dit kikkerend of alternerend doet.*

Kikkerend: indien de twee benen tegelijk voorwaarts bewegen
Alternerend: indien benen afwisselend voorwaarts bewegen

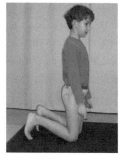

kniehoogstand	
+	≥ 10 sec.
+/-	3 – 9 sec.
--	< 3 sec.

Uitgangshouding: knieënzit op de mat. De billen mogen hierbij de onderbenen raken.

Instructie: vraag de patiënt vanuit knieënzit omhoog te komen tot kniehoogstand en dit 10 seconden vol te houden. Kniehoogstand wordt gedefinieerd als knieënstand met maximale heupextensie. De billen mogen de onderbenen hierbij niet raken. Steun voor balans mag geboden worden.

kniehoogstandloop	
+	≥ 10 passen
+/-	3 – 9 passen
--	< 3 passen

Uitgangshouding: kniehoogstand op de mat. Kniehoogstand wordt gedefinieerd als knieënstand met maximale heupextensie.

Instructie: vraag de patiënt 10 passen voorwaarts in kniehoogstand te maken. Steun voor balans mag geboden worden.

schuttershouding rechts	
+	10 sec.
+/-	3 – 9 sec.
--	< 3 sec.

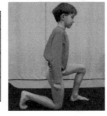

Schuttershouding rechts: het gewicht op rechterknie en linkervoet. De linkervoet is ter hoogte of voorbij de rechterknie geplaatst. Billen los van de onderbenen en/of van de onderlaag.

Uitgangshouding: kniehoogstand op de mat. Kniehoogstand wordt gedefinieerd als knieënstand met maximale heupextensie. Steun voor balans mag geboden worden.

Instructie: vraag de patiënt vanuit kniehoogstand tot de schuttershouding op de **rechterknie** te komen door linkervoet voor rechterknie op de grond te plaatsen en dit 10 seconden vol te houden.

schuttershouding links	
+	10 sec.
+/-	3 – 9 sec.
--	< 3 sec.

Schuttershouding links: het gewicht op linkerknie en rechtervoet. De rechtervoet is ter hoogte of voorbij de linkerknie geplaatst. Billen los van de onderbenen en/of van de onderlaag.

Uitgangshouding: kniehoogstand op de mat. Kniehoogstand wordt gedefinieerd als knieënstand met maximale heupextensie. Steun voor balans mag geboden worden.

Instructie: vraag de patiënt vanuit kniehoogstand tot de schuttershouding op de **linkerknie** te komen door rechtervoet voor linkerknie op de grond te plaatsen en dit 10 seconden vol te houden.

opkomen vanuit schuttershouding rechts	
+	mogelijk zonder hulp van een persoon
+/-	mogelijk met hulp van een persoon voor balans
--	niet mogelijk

Uitgangshouding: schuttershouding rechts: het gewicht is op de **rechterknie** en op de tegenovergestelde linkervoet. Deze voet moet ter hoogte of voorbij de rechterknie geplaatst worden. De billen moeten los van de onderbenen en/of van de onderlaag zijn. Steun voor balans mag geboden worden.
Instructie: vraag de patiënt vanuit schuttershouding te gaan staan. Steun voor balans mag geboden worden, maar de patiënt mag zich niet aan de steun optrekken!

opkomen vanuit schuttershouding links	
+	mogelijk zonder hulp van een persoon
+/-	mogelijk met hulp van een persoon voor balans
--	niet mogelijk

Uitgangshouding: schuttershouding links: het gewicht is op de **linkerknie** en op de tegenovergestelde rechtervoet. Deze voet moet ter hoogte of voorbij de linkerknie geplaatst worden.
De billen moeten los van de onderbenen en/of van de onderlaag zijn. Steun voor balans mag geboden worden.
Instructie: vraag de patiënt vanuit schuttershouding te gaan staan. Steun voor balans mag geboden worden, maar de patiënt mag zich niet aan de steun optrekken!

Er zijn verschillende grepen waarmee een voorwerp kan worden opgepakt.
Algemeen doel: informatie over de actieve handfunctie.
Instructie: *bied de patiënt eerst een voorwerp aan op tafel en beoordeel op welke manier de patiënt dit spontaan pakt. Vervolgens wordt de patiënt gevraagd of hij/zij de specifieke grepen kan uitvoeren.*

In patroon grijpen: voorwerp wordt gepakt met de vingers. De duim speelt een kleine rol bij de grijpfunctie. Flexie in vingers gaat samen met meer dan 20° flexie in pols, met of zonder ulnairdeviatie.

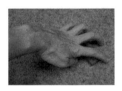
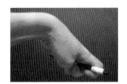

Cilindergreep: voorwerp wordt gepakt in de vuist, waarbij alle vingers, inclusief de duim, rondom het voorwerp worden geflecteerd. Flexie is aanwezig in zowel MCP's, PIP's en DIP's.

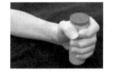

Sleutelgreep: voorwerp wordt gepakt tussen duim en laterale zijde wijsvinger. Duim speelt actieve rol bij fixatie voorwerp. Vingers zijn geflecteerd (zie foto) of gehyperextendeerd (geen foto).

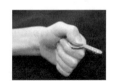

Pincetgreep: voorwerp wordt gepakt tussen uiteinde duim en uiteinde wijsvinger. De overige vingers spelen geen rol bij de grijpfunctie.

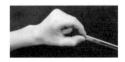

Scoren van uitvoering

spontaan rechts	
in patroon	met vingers, zonder gebruik duim
cilinder	met gehele vuist (alle vingers, inclusief duim)
sleutel	met duim en laterale zijde wijsvinger
pincet	met uiteinde duim en uiteinde wijsvinger

Uitgangshouding: zit aan tafel met beide onderarmen gesteund op het tafelblad.
Instructie:
- vraag de patiënt het voorwerp met de rechterhand op te pakken (bijv. dikke stift).
- scoor de greep die de patiënt spontaan laat zien.

spontaan links	
in patroon	met vingers, zonder gebruik duim
cilinder	met gehele vuist (alle vingers, inclusief duim)
sleutel	met duim en laterale zijde wijsvinger
pincet	met uiteinde duim en uiteinde wijsvinger

Uitgangshouding: zit aan tafel met beide onderarmen gesteund op het tafelblad.
Instructie:
- vraag de patiënt het voorwerp met de linkerhand op te pakken (bijv. dikke stift of papier).
- scoor de greep die de patiënt spontaan laat zien.

Notatie op formulier (Appendix I)

Spontaan: omcirkel het type greep dat de patiënt spontaan laat zien. Slechts één keuze is mogelijk.

op verzoek rechts	
in patroon	met vingers, zonder gebruik duim
cilinder	met gehele vuist (alle vingers, inclusief duim)
sleutel	met duim en laterale zijde wijsvinger
pincet	met uiteinde duim en uiteinde wijsvinger

Uitgangshouding: zit aan tafel met beide onderarmen gesteund op het tafelblad.
Instructie:
- vraag de patiënt nogmaals het voorwerp met de rechterhand op te pakken (bijv. dikke stift of papier) met de overige grepen. *NB: Hierbij wordt de greep vooraf door de onderzoeker voorgedaan.*
- scoor de grepen die de patiënt correct uitvoert.

op verzoek links	
in patroon	met vingers, zonder gebruik duim
cilinder	met gehele vuist (alle vingers, inclusief duim)
sleutel	met duim en laterale zijde wijsvinger
pincet	met uiteinde duim en uiteinde wijsvinger

Uitgangshouding: zit aan tafel met beide onderarmen gesteund op het tafelblad.

Instructie:

- vraag de patiënt nogmaals het voorwerp met de rechterhand op te pakken (bijv. dikke stift of papier) met de overige grepen. *NB: Hierbij wordt de greep vooraf door de onderzoeker voorgedaan.*
- scoor de grepen die de patiënt correct uitvoert.

Notatie op formulier (Appendix I)

Op verzoek: omcirkel type greep dat de patiënt op verzoek kan uitvoeren. Meerdere opties zijn mogelijk.

Pols-, hand- en vingerfunctie

Hand- en polsfunctie (Zancolli)

De Zancolliclassificatie is een classificatiesysteem voor grijp- en loslaatfunctie van de hand. Hierbij worden de mate van parese en de ernst van de spasticiteit van de pols-, en vingerflexoren en -extensoren beoordeeld en ingedeeld in drie patronen.

normaal: actieve extensie van de vingers is mogelijk bij minder dan 20° palmairflexie van de pols en er is geen sprake van een afwijkend bewegingspatroon.

patroon I: actieve extensie van de vingers is mogelijk bij minder dan 20° palmairflexie van de pols.

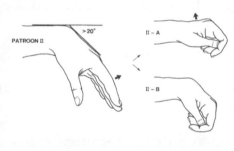

patroon II: actieve extensie van de vingers is alleen mogelijk bij meer dan 20° palmairflexie van de pols. Er wordt een onderverdeling gemaakt in patroon IIA en IIB:
patroon IIA: met geflecteerde vingers is actieve polsextensie mogelijk.
patroon IIB: met geflecteerde vingers is geen actieve polsextensie mogelijk.

patroon III: geen actieve extensie van de vingers en pols mogelijk.

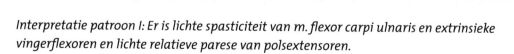

Interpretatie patroon I: Er is lichte spasticiteit van m. flexor carpi ulnaris en extrinsieke vingerflexoren en lichte relatieve parese van polsextensoren.

Interpretatie patroon II: Er is een sterkere spasticiteit van pols- en vingerflexoren. Willekeurige extensie van de vingers is mogelijk, de kracht ervan varieert sterk. Polsextensoren laten relatief forse parese zien.

Interpretatie patroon III: Er is een sterke spasticiteit van de pols- en vingerflexoren, en een ernstige relatieve parese van de extensoren van pols en vingers.

NB: de genoemde interpretaties gelden alleen voor patiënten met CMP zonder contracturen in pols/vingers.

Scoren van uitvoering

hand- en polsfunctie *(Zancolli)*	
O	actieve vingerextensie mogelijk bij < 20° flexie pols zonder afwijkend bewegingspatroon
I	actieve vingerextensie mogelijk bij < 20° flexie pols
IIA	actieve vingerextensie mogelijk bij > 20° flexie pols EN actieve polsextensie mogelijk met geflecteerde vingers
IIB	actieve vingerextensie mogelijk bij > 20° flexie pols EN actieve polsextensie niet mogelijk met geflecteerde vingers
III	geen actieve vingerextensie mogelijk

Uitgangspositie: zit aan tafel met elleboog geflecteerd of geëxtendeerd
Instructie: vraag de patiënt de vingers en de pols te strekken.
Op dit moment kan gescoord worden of er sprake is van patroon I, II, of III. Indien er sprake is van patroon II, moet onderscheid gemaakt worden tussen patroon IIA en IIB. Hierbij wordt de patiënt gevraagd om de vingers tot een vuist te maken. Vanuit deze positie wordt de patiënt gevraagd de pols te strekken.

Notatie op formulier (Appendix I)

Omcirkel patroon dat van toepassing is. Slechts één patroon is mogelijk.

Duimpositie (House)

Met behulp van de 'House Thump and Swan-Neck'-classificatie wordt de ernst van de duim-adductie bepaald tijdens activiteit van de hand. De duim-adductie wordt beoordeeld in combinatie met de positie van het MCP-I gewricht.
(MCP = metacarpofalangeaal)

Scoren van uitvoering

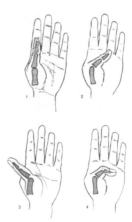

duimpositie (House)	
o	geen afwijkende duimadductie
I	metacarpale adductie
II	metacarpale adductie + MCP flexie
III	metacarpale adductie + MCP hyperextensie
IV	metacarpale adductie + MCP flexie + IP flexie

IP = interfalangeaal

Uitgangshouding: zit aan tafel.
Instructie:
- vraag de patiënt een voorwerp op te pakken.
- beoordeel tijdens deze activiteit de positie van de duim.
- probeer zo veel mogelijk duim-abductie uit te lokken.

Notatie op formulier (Appendix I)

Omcirkel patroon dat van toepassing is. Slechts één patroon is mogelijk.

V BEWEGINGSONDERZOEK: GEWRICHTSMOBILITEIT, SPIERLENGTE, SPIERTONUS EN SPASTICITEIT

Met het passief bewegingsonderzoek worden gewrichtsmobiliteit, spierlengte, de mate van spiertonus en spasticiteit beoordeeld door middel van passieve bewegingen.

Goniometrie

Door de maximale bewegingsuitslag te meten bij een **langzame passieve** rek wordt de gewrichtsmobiliteit en de lengte van een spier bepaald (PROM: passive range of motion). Door de bewegingsuitslag te meten na een **snelle passieve** rek wordt de gewrichtshoek waarbij een 'catch' (plotselinge weerstand in de spier: spasticiteit) optreedt in een spier bepaald (AOC: angle of catch). Dit is het beoordelen van spasticiteit in de betreffende spier en komt later in de handleiding nog uitgebreider aan de orde.

PROM (passive range of motion) en AOC (angel of catch) worden uitgedrukt in graden (°).

In deze handleiding is het vastleggen van de PROM en AOC bij patiënten met een CMP gebaseerd op de methode van de American Academy of Orthopedic Surgeons (AAOS) in de publicatie *Handbook of Joint Motion*.
De AAOS heeft zijn richtlijnen gebaseerd op zes basisprincipes:
1 De neutrale nulmethode volgens Caves en Roberts (1936).
2 Alle bewegingen in een gewricht worden gemeten vanuit een vooraf vastgestelde nulpositie, ofwel de gewrichtspositie 0°. Het aantal bewegingsgraden dat het gewricht uitvoert in de gewenste bewegingsrichting, wordt bepaald vanuit de gewrichtspositie 0°.
3 De 'anatomische positie' van een extremiteit (been, arm) is geaccepteerd als 0°, en dus niet 180° (figuur 2).
4 Een beweging wordt passief of actief uitgevoerd.
5 Passieve beweging is wanneer de onderzoeker het gewricht beweegt in een gespecificeerd bewegingstraject.
6 Met een actieve beweging wordt bedoeld dat de patiënt zelf het gewricht beweegt in een gespecificeerd bewegingstraject.

NB: in dit deel van het onderzoek van een patiënt met een CMP kijken we alleen naar de passieve bewegingen.

De posities in de gewrichten worden bepaald met een handgoniometer en uitgedrukt in graden (°) ten opzichte van de gewrichtspositie 0°, zoals beschreven per gewricht. Bewegingen van de gewrichten worden ook in vaste vlakken beschreven: frontaal, sagittaal en transversaal (zie figuur 2).

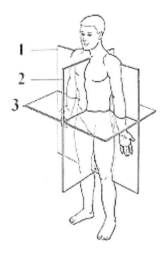

Figuur 2: In de anatomische positie staat een persoon rechtop met hoofd, ogen en tenen voorwaarts gericht; voeten bij elkaar en de armen langszij met de handpalm naar voren gericht. In de praktijk wordt voor de onderarm en hand vanuit de volgende nulpositie gemeten: de elleboog in 90° flexie en onderarm neutraal t.o.v. pro- en supinatie
1 = frontale vlak; 2 = sagittale vlak; 3 = transversale vlak.

Toepassing goniometrie

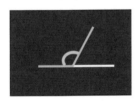

In de handleiding worden de goniometer en gewrichtshoek op de volgende manier weergegeven in de foto's.
- groene lijnen komen overeen met de armen van de goniometer.
- blauwe hoekindicatie tussen de groene lijnen geeft de te noteren hoek aan die gelijk is aan de te meten hoek. *(Op het formulier wordt de hoek met 5° nauwkeurigheid genoteerd).*
- witte lijnen zijn 'hulplijnen'; vaak de 'horizontaal' of een in de praktijk bruikbare lijn.

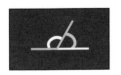

Let op: Bij sommige testen is de te meten hoek **niet gelijk** aan de te noteren hoek. De te meten hoek is dan in de afbeelding aangegeven met een witte (hulp)hoekindicatie en de te noteren hoek met een blauwe hoekindicatie.

Terminologie

Flexie en (hyper)extensie

Gewricht: heup, knie en elleboog
- Flexie: buiging van het gewricht vanuit de gewrichtspositie 0°.
- Extensie: strekking van het gewricht vanuit de gewrichtspositie 0°.
- Hyperextensie: wanneer er wel extensiebeweging vanuit de gewrichtspositie 0° mogelijk is en eigenlijk onnatuurlijk, zoals bij het knie- of ellebooggewricht.

Dorsaalflexie en plantairflexie

Gewricht: enkel
- Dorsaalflexie: de voet beweegt in de richting van het onderbeen = flexie van het bovenste spronggewricht vanuit gewrichtspositie 0°.
- Plantairflexie: de voet beweegt van het onderbeen af = extensie van het bovenste spronggewricht vanuit gewrichtspositie 0°.

Pronatie en supinatie voorvoet

Gewricht: enkel en voorvoet
- Pronatie: de buitenzijde van het distale segment beweegt richting het proximale segment vanuit gewrichtspositie 0°.
- Supinatie: de binnenzijde van het distale segment beweegt richting het proximale segment vanuit gewrichtspositie 0°.

Pronatie en supinatie elleboog

Gewricht: elleboog
- Pronatie: de onderam endoroteert vanuit 90° flexie in de elleboog (nulpositie); *(denk aan: 'proost').*
- Supinatie: de onderarm exoroteert vanuit 90° flexie in de elleboog (nulpositie); *(denk aan: 'soep scheppen').*

Eversie en inversie

Gewricht: enkel
- Eversie: de buitenzijde van de voet beweegt richting het onderbeen = eversie van onderste spronggewricht vanuit gewrichtspositie 0°.

- Inversie: de binnenzijde van de voet beweegt richting het onderbeen = inversie van onderste spronggewricht vanuit gewrichtspositie 0°.

Varus en valgus

Gewricht: enkel en voet
- Varus: de binnenzijde van de calcaneus beweegt richting het onderbeen vanuit gewrichtspositie 0°.
- Valgus: de buitenzijde van de calcaneus beweegt richting het onderbeen vanuit gewrichtspositie 0°.

Anteflexie

Gewricht: schouder
- Anteflexie: een voorwaartse buiging van het gewricht vanuit gewrichtspositie 0°.

Abductie en adductie

Gewricht: heup en schouder
- Abductie: een zijwaartse beweging van het gewricht in laterale richting vanuit gewrichtspositie 0°.
- Adductie: een zijwaartse beweging van het gewricht in mediale richting vanuit gewrichtspositie 0°.

Exorotatie en endorotatie

Gewricht: heup en schouder
- Exorotatie: een draaibeweging in het gewricht om de longitudinale as van het proximale segment naar buiten toe vanuit gewrichtspositie 0°.
- Endorotatie: een draaibeweging van het gewricht om de longitudinale as van het proximale segment naar binnen toe vanuit gewrichtspositie 0°.

Palmairflexie en dorsaalflexie

Gewricht: pols
- Palmairflexie: de handpalm beweegt richting de onderarm = een buiging van het gewricht vanuit gewrichtspositie 0°.
- Dorsaalflexie: de handrug beweegt richting de onderarm = een strekking van het gewricht vanuit de gewrichtspositie 0°.

Plaatsing markeerpunten

Dit onderdeel is optioneel. Het plaatsen van markeerpunten op anatomische botpunten kan worden gebruikt om de nauwkeurigheid van het bepalen van de bewegingsuitslagen te vergroten. Zeker wanneer je bijvoorbeeld wilt weten wat het effect van je behandeling is geweest en dus veranderingen in de tijd aan wilt tonen. Het plaatsen van markeerpunten is daarom zeker een pré bij het verzamelen van gegevens binnen een wetenschappelijk onderzoek. Echter, in de klinische praktijk is dit in verband met de tijd vaak niet haalbaar.

Laat de patiënt in ruglig plaatsnemen op de onderzoeksbank. Plaats de markeerpunten met een huidvriendelijk potlood of stift op de volgende anatomische botpunten links en rechts.

- trochanter major
- laterale epicondyl femur
- spina iliaca anterior superior (SIAS)
- verticale middellijn van de patella
- verticale middellijn van het onderbeen (precies tussen laterale en mediale malleoli aan dorsale zijde)
- caput fibulae
- laterale malleolus (meest laterale deel)
- verticale middellijn van de calcaneus
- proximale deel van de laterale voetrand
- humeruskop in het frontale vlak
- humeruskop in het sagittale vlak
- laterale epicondyl humerus
- verticale middellijn tussen de laterale en medicale humerale epicondyl
- caput radius
- caput ulnae

Bepaling passieve gewrichtsmobiliteit

- Bij de bepaling van de passieve mobiliteit van een gewricht bepaal je het totale bewegingstraject (PROM : Passive Range of Motion) met minimalisering van de invloed van spierlengte.

- Plaats de patiënt in de opgegeven uitgangshouding (UGH) en zorg dat deze zo ontspannen mogelijk is. Voor het onderzoek van de bovenste extremiteiten bete-kent dit dat de patiënt in zittende houding ook ontspannen moet kunnen zitten en zonodig ondersteund. Bij uitgangshoudingen in ruglig is het hoofd van de patiënt in neutrale positie op de onderzoeksbank (nek recht t.o.v. romp, ogen omhoog gericht). Op deze manier worden de – voor de patiënt met CMP kenmerkende – onwillekeurige houdingsafhankelijke spierreacties onderdrukt, zoals de a-symmetrische tonische nekreflex en spasticiteit.

NB: Soms kan de beschreven uitgangshouding niet gerealiseerd worden i.v.m. contracturen en/of spierverkortingen. Er wordt dan gestreefd naar een uitgangshouding en positionering van gewrichten die de aanbevolen uitgangshouding het meest benadert. In het vak 'opmerkingen' op het formulier kunnen hierover aantekeningen gemaakt worden.

- Beweeg het gewricht passief naar de beide maximale posities in de te onderzoeken bewegingsrichting volgens de beschrijving per gewricht. *NB: Met ipsilateraal wordt bedoeld dezelfde zijde als de te onderzoeken zijde; met contralateraal de andere zijde dan de te onderzoeken zijde.*

- Plaats de goniometer op het gewricht (gebruik locatie gewrichtsas en markeerpunten proximale en distale as zoals beschreven per gewricht) en lees de hoek af (aangegeven met de groene lijnen in de illustratie).

Notatie op formulier (Appendix I)

Meet en noteer de waarden in graden nauwkeurig op het formulier in de kolom PROM (°). De score **PROM** (°) wordt opgeschreven volgens de DeBrunnernotatie (Cave & Roberts, 1936).

Drie voorbeelden DeBrunnernotatie voor knieflexie-extensie:

a Gemeten: knieflexie 140°; normale knie-extensie van 0° → Noteer **140 - 0 - 0**
b Gemeten: knieflexie 140°; knie-hyperextensie van 20° → Noteer **140 - 0 - 20**
c Gemeten: knieflexie 140°; knie-extensie beperking van 20° → Noteer **140 - 20 - 0**

Bepaling spierlengte

- De bepaling van de maximale spierlengte wordt benaderd door de hoek te meten van de gewrichten die door de spier worden overspannen. Voor biarticulaire spieren is een bepaalde combinatie van 2 gewrichten beschreven. De maximale passieve bewegingsuitslag bij een juiste positionering van de betrokken gewrichten is een maat voor de maximale spierlengte. *NB: Forse gewrichtsdeformaties kunnen interfereren met spierlengtebepaling.*

- De spierlengte wordt uitgedrukt in graden en wordt genoteerd als PROM-waarde.

- Plaats de patiënt in de opgegeven UGH en zorg dat deze zo ontspannen mogelijk is. Het hoofd van de patiënt is in neutrale positie op de onderzoeksbank (nek recht t.o.v. romp, ogen omhoog gericht). Op deze manier worden de – voor de patiënt met CMP kenmerkende –onwillekeurige houdingsafhankelijke spier-reacties onderdrukt, zoals de a-symmetrische tonische nekreflex en spasticiteit.

- Breng de spier op maximale lengte. Doe dit door de spier langzaam passief te rekken vanuit de gestandaardiseerde UGH in de te onderzoeken bewegingsrichting: voer deze beweging langzaam (> 3 seconden over hele PROM) uit. Afhankelijk van de te onderzoeken spier wordt hierbij veel of weinig kracht uitgeoefend, met of zonder vering. Dit is afhankelijk van de functie van de spier tijdens het lopen. Bij spieren die tijdens de zwaaifase hun maximale lengte bereiken (open keten) oefen je weinig kracht uit bij het onderzoek. Bij spieren die tijdens de standfase hun maximale lengte bereiken (gesloten keten), oefen je veel kracht uit bij het onderzoek. Dit wordt per spier aangegeven.

- Voer de beweging drie keer uit voor juiste bepaling.

Notatie op formulier (Appendix I)

Meet en noteer de PROM-waarden in graden nauwkeurig op het formulier in de kolom PROM (°):
De **PROM** (°) wordt per spier apart beschreven. Een afkorting van de naam van de betreffende spier staat op het formulier tussen rechte haken [spiernaam].

Bepaling spiertonus

De spiertonus wordt beoordeeld tijdens de bepaling van de PROM.
Spiertonus is de mate van niet-snelheidsafhankelijke weerstand die ervaren wordt over het gehele bewegingstraject. De kwaliteit wordt subjectief beoordeeld op een 3-puntsschaal.

score	naam	kenmerken
1	hypertonie	- niet-snelheidsafhankelijke verhoogde weerstand bij passief bewegen - asymmetrische verdeling agonisten & antagonisten van gewricht
0	normaal	- 'normale' weerstand
-1	hypotonie	- afgenomen weerstand bij passief bewegen, slap gevoel

Notatie op formulier (Appendix I):

Omcirkel tonus die van toepassing is. Slechts één keuze is mogelijk.

bewegingsrichting   flexie   passief bewegingsonderzoek

UGH patiënt   ruglig met geëxtendeerde heupen en knieën (zie illustratie)

UGH tester   staand naast de onderzoeksbank, t.h.v. bekken patiënt
(beide handen op onderbenen patiënt)

uitvoering   beweging wordt voor beide benen tegelijk uitgevoerd:
- breng eerst beide knieën in flexie
- breng vervolgens beide heupen in flexie: plaats tijdens deze
  beweging bij kleine kinderen de uitvoerende hand in knieholten
  en geef druk aan achterzijde bovenbenen, of bij grotere kinderen
  op knieën en geef druk tegen knieën, plaats ondersteunde hand
  onder de rug; deze controleert wanneer bekken achterover kantelt
  (zie illustratie).
- stop als het sacrum horizontaal ligt tegen de ondersteunende
  hand aan

illustratie

UGH   uitvoering/goniometrie

goniometrie

locatie gewrichtsas   trochanter major

armen goniometer   **proximaal:** horizontaal aan de onderzoeksbank
distaal: langs de zijkant van het bovenbeen richting laterale
epicondyl

gewrichtspositie 0°   volledige extensie heup

vlak   sagittale vlak

score PROM (in °)   de hoek tussen de horizontaal (groene lijn) en het bovenbeen op
het moment dat het bekken naar achteren (voorbij de horizontale
positie) begint te kantelen
(de in de illustratie getoonde hoek is 115°)

bewegingsrichting	extensie in ruglig (Thomastest)	passief bewegingsonderzoek

UGH patiënt	ruglig met geflecteerde heupen en knieën, totdat bekken mee gaat bewegen (zie ook beschrijving van test heupflexie, p. 28)
UGH tester	staand naast de onderzoeksbank, t.h.v. bekken van de patiënt en met één hand op de geflecteerde benen
uitvoering	beweging wordt voor linker- en rechterbeen apart uitgevoerd:

- houd met de ondersteunende hand de contralaterale heup geflecteerd
- extendeer vervolgens met de uitvoerende hand de ipsilaterale heup

zet geen kracht bij de extensie (uitvoering 1)

NB: indien knieflexie contractuur aanwezig: leg de patiënt aan het einde of schuin op de onderzoeksbank zodat het onderbeen over de rand kan hangen (zie illustratie uitvoering 2). Bij deze uitvoering is het belangrijk om de ipsilaterale knie zo veel mogelijk in extensie te houden. Dit voorkomt beïnvloeding van de gemeten hoek door lengte m. rectus femoris.

illustratie

UGH   uitvoering 1

uitvoering 2   goniometrie

goniometrie
   locatie gewrichtsas trochanter major
   armen goniometer **proximaal:** horizontaal aan de onderzoeksbank
                             distaal: langs de zijkant van het bovenbeen in de richting van de laterale epicondyl

gewrichtspositie 0°	volledige extensie heup
vlak	sagittale vlak
score PROM (in °)	de hoek tussen de horizontaal en het bovenbeen op het moment dat het been rustig 'uithangt'. Geen kracht uitoefenen op ipsilaterale heupextensie. *(de in de illustratie getoonde hoek is -10°)*
opmerking:	staat ook bekend als Thomastest

heup	gewrichtsmobiliteit
bewegingsrichting	extensie in buiklig (Stahelitest)	passief bewegingsonderzoek

UGH patiënt
buiklig met licht geflecteerde heupen op een 4-delige bank
bij afwezigheid van 4-delige bank: gebruikmaken van een kussen onder het bekken

UGH tester
staand naast de onderzoeksbank, aan de contralaterale zijde t.h.v. bekken patiënt. Buig hierbij iets over de patiënt en houd de ondersteunende onderarm in flexie, zodat met de ondersteunende hand het ipsilaterale SIAS en SIPS (zie foto) kan worden omvat, terwijl de onderarm het bekken fixeert

uitvoering
beweging wordt voor linker en rechter been apart uitgevoerd:
- plaats de uitvoerende hand onder het ipsilaterale bovenbeen t.h.v. de knie, de knie mag gedeeltelijk, maar niet maximaal, geflecteerd worden
- extendeer de ispilaterale heup zo ver mogelijk, totdat het bekken voelbaar 'opgetild' wordt
- stop wanneer het bekken loskomt van de onderzoeksbank

illustratie

UGH

uitvoering/goniometrie

goniometrie

locatie gewrichtsas trochanter major

armen goniometer **proximaal:** op de laterale middellijn van het bekken; dit is de loodlijn op lijn tussen SIAS en SIPS (*NB: indien er een 4-delige bank wordt gebruikt, is dit parallel aan het buikgedeelte van de onderzoeksbank*).
distaal: langs de zijkant van het bovenbeen in de richting van de laterale epicondyl

gewrichtspositie 0° volledige extensie heup

vlak sagittale vlak

score PROM (in °)	de hoek tussen de laterale middenlijn van het bekken en het bovenbeen op het moment dat het bekken voelbaar opgetild wordt *(de in de illustratie getoonde hoek is 0°)*
opmerking	staat ook bekend als Stahelitest *NB: in deze positie laat je de natuurlijke lumbale lordose toe.* *Deze meting geeft een betere representatie van de stand van het bekken tijdens lopen.*

bewegingsrichting	abductie (in flexie)	passief bewegingsonderzoek

UGH patiënt	ruglig, met 60° flexie in heupen en 90° flexie in knieën en de voeten plat naast elkaar op de bank; beide bovenbenen loodrecht op de denkbeeldige lijn door beide SIAS (zie illustratie)
UGH tester	- staand aan uiteinde van de onderzoeksbank, bij voeten van patiënt of naast de patiënt zodat vanuit craniaal gekeken kan worden - beide handen op onderbeen patiënt (tussen enkels en knieën) of op knieën (zie illustratie)
uitvoering	beweging wordt voor beide benen tegelijk verend uitgevoerd: - abduceer beide heupen tegelijkertijd. Let erop dat het bekken in horizontale positie blijft - stop bij bekkenbeweging
illustratie	

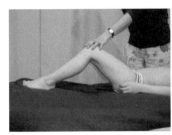 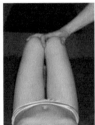 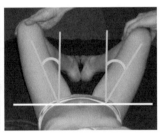

UGH sagittaal   UGH transversaal   uitvoering/goniometrie

goniometrie

locatie gewrichtsas	heupgewricht
armen goniometer	**proximaal:** de denkbeeldige loodlijn op de lijn tussen beide SIAS **distaal:** aan de voorzijde van het bovenbeen in de richting van de verticale middellijn van de patella
gewrichtspositie 0° **vlak**	bovenbeen parallel aan de denkbeeldige loodlijn; geen ab- of adductie transversale vlak
score PROM (in °)	de hoek tussen de denkbeeldige loodlijn en voorzijde van het bovenbeen *(de in de illustratie getoonde hoek is links 20° en rechts 25°)*
spiertonus	beoordeling van tonus van adductoren: -1 = hypotoon 0 = normotoon +1 = hypertoon

opmerking	dit is een maat voor de lengte van korte adductoren (aangegeven met [AD] in formulier)

| **bewegingsrichting** | abductie (in extensie) | passief bewegingsonderzoek |

UGH patiënt   ruglig met geëxtendeerde heupen en knieën

UGH tester   - staand aan uiteinde van de onderzoeksbank, bij voeten van patiënt

      - beide handen op onderbeen patiënt (tussen enkels en knieën)

uitvoering   beweging wordt voor beide benen tegelijk verend uitgevoerd:

      - abduceer beide heupen tegelijkertijd. Let erop dat het bekken in een lijn met de romp blijft (zie illustratie)

      - stop bij bekkenbeweging

illustratie

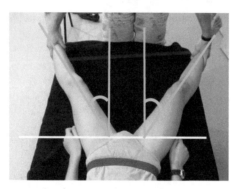

uitvoering/goniometrie

goniometrie

locatie gewrichtsas   heupgewricht

armen goniometer   **proximaal:** de denkbeeldige loodlijn op de lijn tussen beide SIAS

    distaal: aan de voorzijde van het bovenbeen in de richting van de verticale middellijn van de patella

gewrichtspositie 0°   bovenbeen parallel aan de denkbeeldige loodlijn; geen ab- of adductie

vlak   frontale vlak

score PROM (in °)   de hoek tussen de denkbeeldige loodlijn en voorzijde van het bovenbeen

(de in de illustratie getoonde hoek is 30° beiderzijds)

NB: in de startpositie staat de goniometer op 0° met beide armen in dezelfde richting tegen elkaar aan.

| **bewegingsrichting** | adductie (in extensie) | passief bewegingsonderzoek |

UGH patiënt ruglig met geëxtendeerde heupen en knieën

UGH tester
- staand aan uiteinde van de onderzoeksbank, bij voeten van patiënt
- beide handen op onderbenen van de patiënt, t.h.v. enkels

uitvoering beweging wordt voor linker en rechter been apart uitgevoerd:
- houd met de ondersteunende hand het contralaterale been omhoog
- adduceer met de uitvoerende hand het ipsilaterale been onder het contralaterale been door. Let erop dat het bekken in een lijn met de romp blijft
- stop bij bekkenbeweging

illustratie

uitvoering linkerbeen

goniometrie

goniometrie

locatie gewrichtsas heupgewricht

armen goniometer **proximaal:** de denkbeeldige loodlijn op de lijn tussen de beide SIAS.
distaal: aan de voorzijde van het bovenbeen in de richting van de verticale middellijn van de patella

gewrichtspositie 0° bovenbeen loodrecht op de denkbeeldige lijn op de lijn tussen de beide SIAS: geen ab- of adductie

vlak frontale vlak

score PROM (in °) de hoek tussen de denkbeeldige loodlijn en voorzijde van het bovenbeen
(de in de illustratie getoonde hoek is 30°)

NB: in de startpositie staat de goniometer op 0° met beide armen in dezelfde richting tegen elkaar aan.

bewegingsrichting	endorotatie (in heupextensie)	passief bewegingsonderzoek

UGH patiënt	buiklig met geëxtendeerde heupen en met 90° flexie in de knieën (zie illustratie)
UGH tester	- staand aan uiteinde van de onderzoeksbank, bij voeten van patiënt
	- beide handen op onderbenen patiënt, t.h.v. enkels
uitvoering	beweging wordt voor beide benen tegelijk uitgevoerd:
	- endoroteer beide heupen, door beide onderbenen tegelijkertijd naar buiten te brengen. Let erop dat het bekken horizontaal blijft
illustratie	

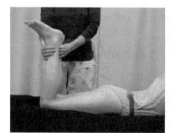 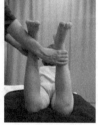 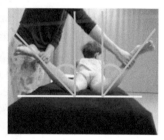

UGH sagittaal   UGH frontaal   uitvoering/goniometrie

goniometrie

locatie gewrichtsas	midden van de distale (onderste) rand van de patella
	(NB: de feitelijke gewrichtsas is het heupgewricht)
armen goniometer	**proximaal:** loodrecht op de onderzoeksbank
	distaal: op de tibia gericht tussen beide malleoli
gewrichtspositie 0°	onderbeen loodrecht op onderzoeksbank; geen endo- of exorotatie
vlak	transversale vlak
score PROM (in °)	de hoek tussen de loodlijn op de onderzoeksbank en de tibia
	(de in de illustratie getoonde hoek is 40° beiderzijds)
	NB: in de startpositie staat de goniometer op 0° met beide armen in dezelfde richting tegen elkaar aan.

opmerkingen	bij patiënten met een CMP (kinderen en volwassenen bij wie CMP op kinderleeftijd is ontstaan) mag de endorotatie en exorotatie van de heupen alleen in buiklig beoordeeld worden. Dit is i.v.m. de vaak voorkomende dysplastisch ontwikkelde heupkom bij deze patiënten.

bewegingsrichting	exorotatie (in heupextensie)	passief bewegingsonderzoek

UGH patiënt   buiklig met geëxtendeerde heupen en met 90° flexie in de knieën (zie illustratie)

UGH tester   staand aan uiteinde van de onderzoeksbank, bij voeten van patiënt beide handen op onderbenen patiënt, t.h.v. enkels

uitvoering   beweging wordt met beide benen tegelijkertijd uitgevoerd:
- breng met de uitvoerende hand het ipsilaterale been in 90° knieflexie
- breng met de ondersteunende hand het contralaterale been in > 90° knieflexie
- exoroteer de heup door het onderbeen naar binnen te brengen. Let erop dat het bekken horizontaal blijft, door het bekken met het contralaterale been te fixeren door middel van exorotatie in het contralaterale been met meer geflecteerde knie
- meet links en rechts apart

illustratie

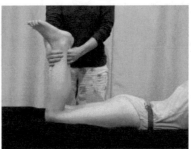
UGH sagittaal

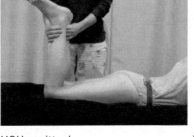
UGH frontaal

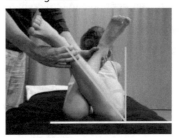
uitvoering/goniometrie rechts

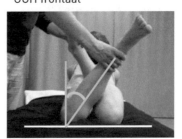
uitvoering/goniometrie links

goniometrie

   locatie gewrichtsas   midden van de distale (onderste) rand van de patella
(NB: de feitelijke gewrichtsas is de trochanter major)

   armen goniometer   **proximaal:** loodrecht op de onderzoeksbank
distaal: op de tibia gericht tussen beide malleoli

gewrichtspositie 0°	onderbeen loodrecht op onderzoeksbank; geen endo- of exorotatie
vlak	transversale vlak
score PROM (in °)	de hoek tussen de loodlijn op de onderzoeksbank en de tibia
	(de in de illustratie getoonde hoek 40° beiderzijds)
	NB: in de startpositie staat de goniometer op 0° met beide armen in
	dezelfde richting tegen elkaar aan.
opmerkingen	bij patiënten bij wie CMP op kinderleeftijd is ontstaan) mag de endorotatie en exorotatie van de heupen alleen in buiklig beoordeeld worden. Omdat een dysplastisch ontwikkelde heupkom bij hen vaak voorkomt.

bewegingsrichting	flexie (in ruglig)	passief bewegingsonderzoek

UGH patiënt   ruglig met geëxtendeerde heupen en knieën

UGH tester   - staand naast de onderzoeksbank, t.h.v. bekken patiënt

                     - ondersteunende hand op knie patiënt

                     - uitvoerende hand t.h.v. de enkel van de patiënt

uitvoering   beweging wordt voor linker en rechter been apart uitgevoerd:

                     flecteer met de uitvoerende hand de ipsilaterale knie, terwijl

                     het contralaterale been op de onderzoeksbank rust. Indien

                     contralaterale been mee flecteert is dit geen bezwaar

illustratie

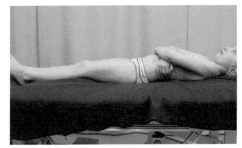 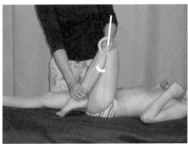

          UGH   uitvoering/goniometrie

goniometrie

  locatie gewrichtsas   laterale gewrichtsspleet t.h.v. lig. collaterale laterale

  armen goniometer   **proximaal:** langs de zijkant van het bovenbeen in de richting van

                             de trochanter major

                             distaal: langs de zijkant van het onderbeen, tussen caput fibulae

                             en het meest laterale deel van de malleolus

  gewrichtspositie 0°   volledige extensie knie

  vlak   sagittale vlak

  score PROM (in °)   de te meten hoek = hoek tussen boven- en onderbeen

                             de te noteren hoek = 180°- [hoek tussen boven- en onderbeen]

                             (de in de illustratie gemeten hoek is 30°;

                             de te noteren hoek is dan 180° - 30° = 150°)

bewegingsrichting	extensie	passief bewegingsonderzoek

UGH patiënt	ruglig met geëxtendeerde heupen en knieën.
UGH tester	- staand naast de onderzoeksbank, t.h.v. knieën patiënt
	- ondersteunende hand op knie patiënt
	- uitvoerende hand t.h.v. enkel patiënt
uitvoering	beweging wordt voor linker en rechter been apart uitgevoerd: extendeer met de uitvoerende hand de ipsilaterale knie, terwijl het contralaterale been op de onderzoeksbank rust. Je mag hierbij kracht uitoefenen

illustratie

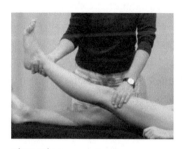 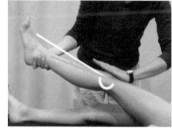

uitvoering   goniometrie

goniometrie

locatie gewrichtsas	laterale gewrichtsspleet t.h.v. lig. collaterale laterale
armen goniometer	**proximaal:** langs de zijkant van het bovenbeen in de richting van de trochanter major
	distaal: langs de zijkant van het onderbeen, tussen caput fibulae en het meest laterale deel van de malleolus
gewrichtspositie 0°	volledige extensie knie
vlak	sagittale vlak
score PROM (in °)	de te meten hoek = hoek tussen boven en onderbeen
	de te noteren hoek = [hoek tussen boven- en onderbeen] - 180°
	(de in de illustratie gemeten hoek is 170°;
	de te noteren hoek is dan: 170° -180° = -10°; er is dus sprake van een
	extensiebeperking)

knie		spierlengte
bewegingsrichting	extensie in heupflexie (= popliteale hoek)	passief bewegingsonderzoek

UGH patiënt ruglig met 90° heupflexie en maximaal geflecteerde knie in ipsilaterale been; het contralaterale been rust op de onderzoeksbank
NB: indien knieflexie contractuur aanwezig in contralaterale been: leg de patiënt aan het uiteinde of schuin op de onderzoeksbank, zodat het onderbeen over de rand kan hangen (heup blijft in extensie).

UGH tester - staand naast de onderzoeksbank, t.h.v. bekken patiënt
- ondersteunende hand op knie patiënt
- uitvoerende hand t.h.v. enkels

uitvoering beweging wordt voor het linker en rechter been apart, verend*, met weinig kracht uitgevoerd:
- extendeer met de uitvoerende hand de ipsilaterale knie
- stop wanneer het contralaterale been gaat meebewegen
- weinig kracht uitoefenen

illustratie

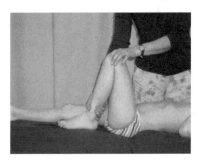 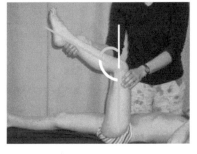

UGH   uitvoering/goniometrie

goniometrie

  locatie gewrichtsas laterale gewrichtsspleet t.h.v. lig. collaterale laterale

  armen goniometer **proximaal:** langs de zijkant van het bovenbeen in de richting van de trochanter major
distaal: langs de zijkant van het onderbeen, tussen caput fibulae en het meest laterale deel van laterale malleolus

  gewrichtspositie 0° volledige extensie knie

  vlak sagittale vlak

score PROM (in °)	de te meten hoek = hoek tussen boven en onderbeen
	de te noteren hoek = 180° - [hoek tussen boven- en onderbeen]
	(de in de illustratie gemeten hoek is 115°; de te noteren hoek is dan
	180° -115° = 65°)
spiertonus	beoordeling van tonus van hamstrings:
	-1 = hypotoon
	0 = normotoon
	+1 = hypertoon
opmerking	- * tijdens lopen zijn de hamstrings maximaal op lengte in Terminal Swing en dan wordt er weinig kracht uitgeoefend
	- deze test is tevens een maat voor de lengte van de hamstrings (aangeven met [MH] op het formulier).

49

knie		spierlengte
bewegingsrichting	extensie in heupadductie + heupflexie (= med. popl. hoek)	passief bewegingsonderzoek

UGH patiënt
ruglig met 90° heupflexie en maximaal geflecteerde knie in ipsilaterale been; het contralaterale been rust op de onderzoeksbank
NB: indien knieflexie contractuur aanwezig in contralaterale been: leg de patiënt aan het uiteinde of schuin op de onderzoeksbank, zodat het onderbeen over de rand kan hangen (heup blijft in extensie).

UGH tester
- staand naast de onderzoeksbank, t.h.v. bekken patiënt
- ondersteunende hand op knie patiënt
- uitvoerende hand t.h.v. de enkel

uitvoering
beweging wordt voor het linker en rechter been apart, verend*, uitgevoerd:
- adduceer met de uitvoerende hand eerst de ipsilaterale heup (uitvoering 1)
- extendeer vervolgens de ipsilaterale knie (uitvoering 2)
- stop wanneer het contralaterale been gaat meebewegen
- weinig kracht uitoefenen

illustratie

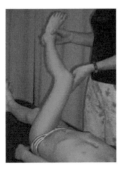
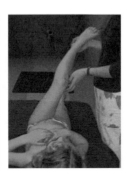
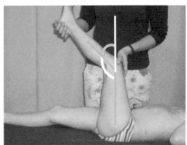

uitvoering 1   uitvoering 2   uitvoering/goniometrie

goniometrie
locatie gewrichtsas laterale gewrichtsspleet t.h.v. lig. collaterale laterale
armen goniometer **proximaal:** langs de zijkant van het bovenbeen in de richting van de trochanter major
distaal: langs de zijkant van het onderbeen, tussen caput fibulae en het meest laterale deel van de malleolus
gewrichtspositie 0° volledige extensie knie
vlak sagittale vlak

50

score PROM (in °)	de te meten hoek = hoek tussen boven en onderbeen
	de te noteren hoek = 180° - [hoek tussen boven- en onderbeen]
	(de in de illustratie gemeten hoek is 115°; de te noteren hoek is dan
	180° -115° = 65°)
spiertonus	beoordeling van tonus van laterale hamstrings:
	-1 = hypotoon
	0 = normotoon
	+1 = hypertoon

opmerkingen	- * tijdens lopen zijn de hamstrings maximaal op lengte in Terminal Swing en dan wordt er weinig kracht op uitgeoefend
	- deze test is tevens een maat voor de lengte van de laterale hamstrings
	- de laterale hamstringslengte kan ook bepaald worden door deze test uit te voeren met de heup in exorotatie
	NB: dit is geen standaardmeting en staat daarom niet op het formulier (Appendix Ia).

knie		spierlengte
bewegingsrichting	flexie (in buiklig)	passief bewegingsonderzoek

UGH patiënt	buiklig met geëxtendeerde heupen en knieën
UGH tester	- staand naast de onderzoeksbank, t.h.v. bekken patiënt
	- ondersteunende hand op bekken patiënt
	- uitvoerende hand t.h.v. enkel patiënt
uitvoering	beweging wordt voor het linker en rechter been apart, **verend***, met weinig kracht uitgevoerd:
	- flecteer de ipsilaterale knie met de uitvoerende hand, terwijl de ondersteunende hand op het bekken rust; deze hand controleert wanneer het bekken omhoog komt of zijwaarts draait

illustratie

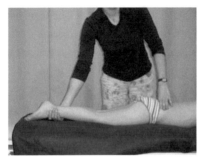 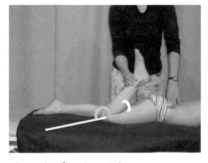

UGH	uitvoering/goniometrie

goniometrie

locatie gewrichtsas	laterale gewrichtsspleet t.h.v. lig. collaterale laterale
armen goniometer	**proximaal:** langs de zijkant van het bovenbeen in de richting van de trochanter major
	distaal: langs de zijkant van het onderbeen, tussen caput fibulae en het meest laterale deel van de malleolus
gewrichtspositie 0°	volledige extensie knie
vlak	sagittale vlak
score PROM (in °)	de te meten hoek = hoek tussen boven en onderbeen
	de te noteren hoek = 180° - [hoek tussen boven- en onderbeen]
	(de in de illustratie gemeten hoek is 40°;
	de te noteren hoek is dan 180° - 40° = 140°)

spiertonus	beoordeling van tonus van m. rectus femoris: -1 = hypotoon 0 = normotoon +1 = hypertoon
opmerkingen	- * tijdens lopen is de m. rectus femoris maximaal op lengte in Pre-Swing en dan wordt er weinig kracht op uitgeoefend. - deze test is tevens een maat voor de lengte van de m. rectus femoris (aangegeven met [RF] op het formulier).

| **bewegingsrichting** | plantairflexie | passief bewegingsonderzoek |

UGH patiënt   ruglig met 90° flexie in ipsilaterale heup en knie; het contralaterale
                    been rust op de onderzoeksbank

UGH tester   - staand naast de onderzoeksbank, t.h.v. onderbeen patiënt
                    - ondersteunende hand onder de kuit van patiënt
                    - uitvoerende hand t.h.v. de midvoet

uitvoering   beweging wordt voor het linker en rechter been apart uitgevoerd:
                    - plantairflecteer de ipsilaterale enkel met de uitvoerende hand

illustratie

uitvoering   goniometrie

goniometrie

  locatie gewrichtsas   meest distale punt van de laterale rand van de calcaneus
                                      NB: de feitelijke gewrichtsas is het bovenste spronggewricht.

  armen goniometer   **proximaal:** langs de zijkant van het onderbeen in de richting van
                                      het fibulakopje
                                      distaal: de lijn van de laterale voetrand

  gewrichtspositie 0°   neutrale stand van de enkel (geen dorsaal- of plantairflexie)
  vlak   sagittale vlak

  score PROM (in °)   de te meten hoek = hoek tussen onderbeen en laterale voetrand
                                       de te noteren hoek = [hoek tussen onderbeen en laterale voetrand]
                                       -90°
                                       (de in de illustratie gemeten hoek is 120°;
                                       de te noteren hoek is dan 120° - 90° = 30°)

bewegingsrichting	dorsaalflexie (in knieflexie)	passief bewegingsonderzoek

UGH patiënt

ruglig met 90° flexie in ipsilaterale heup en knie; het contralaterale been rust op de onderzoeksbank

de dorsaalflexie wordt gemeten met het subtalaar gewricht in neutrale stand. De voorvoet wordt in neutrale positie of in supinatie gehouden om pronatie en eversie te voorkomen die een 'schijnbare' dorsaalflexie in het subtalaire gewricht kunnen geven. Breng daarom eerst de enkel in plantairflexie, vervolgens de voorvoet te medialiseren en daarna de dorsaalflexiebeweging te maken.

UGH tester

- staand naast de onderzoeksbank, t.h.v. onderbeen patiënt
- ondersteunende hand op knie van patiënt
- uitvoerende hand t.h.v. de midvoet

uitvoering

beweging wordt voor het linker en rechter been apart, met veel kracht*, uitgevoerd:
- dorsaalflecteer de ipsilaterale enkel met de uitvoerende hand

illustratie

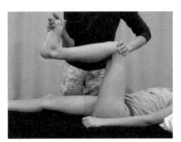

uitvoering   goniometrie

goniometrie

locatie gewrichtsas meest distale punt van de laterale rand van de calcaneus

NB: de feitelijke gewrichtsas is het bovenste spronggewricht.

armen goniometer **proximaal:** langs de zijkant van het onderbeen in de richting van de caput fibulae

distaal: langs de laterale voetrand

gewrichtspositie 0° neutrale stand van de enkel (geen dorsaal- of plantairflexie)

vlak sagittale vlak

score PROM (in °) de te meten hoek = hoek tussen onderbeen en laterale voetrand

de te noteren hoek = 90° - [hoek tussen onderbeen en laterale voetrand]

(de in de illustratie gemeten hoek is 60°;

de te noteren hoek is dan 90° - 60° = 30°)

spiertonus	beoordeling van tonus van de m. soleus:
	-1 = hypotoon
	0 = normotoon
	+1 = hypertoon
opmerkingen	- * tijdens lopen is m. soleus op maximale lengte tijdens de standfase waarbij het volle gewicht wordt gedragen. Er wordt dan dus veel kracht op uitgeoefend. Bij deze test mag er dus veel kracht gezet worden.
	- deze test is tevens een maat voor de lengte van de m. soleus (aangeven met [SO] op het formulier).

| **bewegingsrichting** | dorsaalflexie (in knie-extensie) | passief bewegingsonderzoek |

UGH patiënt ruglig met 90° flexie in ipsilaterale heup en knie en maximale dorsaalflexie in enkel; het contralaterale been rust op de onderzoeksbank de dorsaalflexie wordt gemeten met het subtalaar gewricht in neutrale stand.

de voorvoet wordt in neutrale positie of in supinatie gehouden om pronatie en eversie te voorkomen die een 'schijnbare' dorsiflexie in het mediotarsale gewricht kunnen geven.

UGH tester - staand naast de onderzoeksbank, t.h.v. onderbeen patiënt
- ondersteunende hand op knie van patiënt
- uitvoerende hand t.h.v. de midvoet

uitvoering beweging wordt voor het linker en rechter been apart, met veel kracht*, uitgevoerd:
- extendeer met de uitvoerende hand de ipsilaterale knie vanuit startpositie, houd daarbij de enkel in maximale dorsaalflexie

illustratie

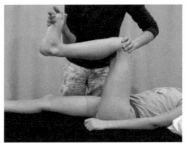 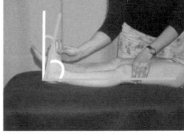

UGH   uitvoering/goniometrie

goniometrie
  locatie meest distale punt van de laterale rand van de calcaneus
  gewrichtsas *NB: de feitelijke gewrichtsas is het bovenste spronggewricht.*
  armen goniometer **proximaal:** langs de zijkant van het onderbeen in de richting van de caput fibulae
distaal: langs de laterale voetrand
  gewrichtspositie 0° neutrale stand van de enkel (geen dorsaal- of plantairflexie)
  vlak sagittale vlak

score PROM (in °)	de te meten hoek = hoek tussen onderbeen en laterale voetrand
	de te noteren hoek = 90° - [hoek tussen onderbeen en laterale voetrand]
	(de in de illustratie gemeten hoek is 80°;
	de te noteren hoek is dan 90° - 80° = 10°)
spiertonus	beoordeling van tonus van de mm. gastrocnemius:
	-1 = hypotoon
	0 = normotoon
	+1 = hypertoon

opmerkingen	- * De mm. gastrocnemius lateralis en medialis zijn op maximale lengte tijdens de standfase waarbij het volle gewicht wordt gedragen. Er wordt dan dus veel kracht op uitgeoefend. Bij deze test mag er dus veel kracht gezet worden.
	- deze test is tevens een maat voor de lengte van de mm. gastrocnemius lateralis en medialis (aangegeven met [GC] op het formulier).
	- indien er tijdens het strekken van de knie een sterke activiteit in de m. gastrocnemius optreedt, is het aan te bevelen de heup in 30° flexie te houden.

| bewegingsrichting | varus (calcaneus) | passief bewegingsonderzoek |

UGH patiënt   buiklig met heupextensie en knieflexie
(indien heupflexiecontractuur aanwezig: heupen in maximaal mogelijke heupextensie)

UGH tester
- staand aan het einde van de onderzoeksbank
- ondersteunende hand t.h.v. enkel patiënt
- uitvoerende hand op voetzool, duim en wijsvinger rondom calcaneus

uitvoering   beweging wordt voor het linker en rechter been apart uitgevoerd:
- breng met de uitvoerende hand de ipsilaterale calcaneus naar varus
- houd hierbij met de ondersteunende hand de enkel en onderbeen in neutrale positie

illustratie

UGH   uitvoering/goniometrie

goniometrie

locatie gewrichtsas onderste spronggewricht (talus/calcaneus)

armen goniometer **proximaal:** (het verlengde van) de dorsale middellijn van het onderbeen

distaal: de dorsale middellijn van de calcaneus

gewrichtspositie 0° neutrale stand van calcaneus (geen varus of valgus)

vlak sagittale vlak

score PROM (in °) de hoek tussen (het verlengde van) de dorsale middenlijn van onderbeen en calcaneus
(de in de illustratie gemeten hoek is 20°)

NB: in de startpositie staat de goniometer op 0° met beide armen in dezelfde richting tegen elkaar aan.

UGH patiënt	buiklig met geextendeerde heup en geflecteerde knie
	(indien heupflexiecontractuur aanwezig: heupen in maximaal mogelijke heupextensie)
UGH tester	- staand aan het einde van de onderzoeksbank, t.h.v. voeten patiënt
	- ondersteunende hand t.h.v. enkel patiënt
	- uitvoerende hand bovenop calcaneus
uitvoering	beweging wordt voor het linker en rechter been apart uitgevoerd:
	- breng met de uitvoerende hand de ipsilaterale calcaneus naar valgus
	- houd hierbij de enkel en onderbeen in neutrale positie

illustratie

UGH   uitvoering/goniometrie

goniometrie

locatie gewrichtsas	onderste spronggewricht (talus/calcaneus)
armen goniometer	**proximaal:** (het verlengde van) de dorsale middellijn van het onderbeen
	distaal: de dorsale middellijn van de calcaneus
gewrichtspositie 0°	neutrale stand van calcaneus (geen varus of valgus)
vlak	sagittale vlak
score PROM (in °)	de hoek tussen (het verlengde van) de dorsale middenlijn van onderbeen en calcaneus
	(de in de illustratie gemeten hoek is 20°)

NB: in de startpositie staat de goniometer op 0° met beide armen in dezelfde richting tegen elkaar aan.

UGH patiënt	buiklig met heupextensie en knieflexie
	(indien heupflexiecontractuur aanwezig: heupen in maximaal mogelijke
	heupextensie)
UGH tester	- staand aan het einde van de onderzoeksbank, t.h.v. voeten patiënt
	- ondersteunende hand t.h.v. enkel patiënt
	- uitvoerende hand onder middenvoet
uitvoering	beweging wordt voor het linker en rechter been apart uitgevoerd:
	- pak de gehele ipsilaterale voorvoet met de uitvoerende hand t.h.v.
	de distale uiteinden van de ossa metatarsalia en fixeer de enkel in
	neutrale positie met de ondersteunende hand
	- breng de voorvoet naar supinatie

illustratie

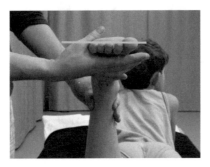
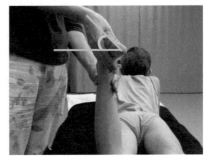

UGH   uitvoering/goniometrie

goniometrie

locatie gewrichtsas	t.h.v. het 3^e metatarsale gewricht
	(NB: de werkelijke gewrichtsas is het 2^e spronggewricht.)
armen goniometer	**proximaal:** de loodlijn op het onderbeen (de horizontaal)
	distaal: de lijn door de distale ossa metatarsalia
gewrichtspositie 0°	neutrale stand van de voorvoet (geen pro- of supinatie)
vlak	transversale vlak
score PROM (in °)	de hoek tussen de loodlijn op het onderbeen en de lijn door de
	distale ossa metatarsalia
	(de in de illustratie gemeten hoek is 40°)
	NB: in de startpositie staat de goniometer op 0° met beide armen in
	dezelfde richting tegen elkaar aan.

| **bewegingsrichting** | pronatie (voorvoet) | passief bewegingsonderzoek |

UGH patiënt   buiklig met heupextensie en knieflexie
                         (indien heupflexiecontractuur aanwezig: heupen in maximaal mogelijke
                         heupextensie)

UGH tester   - staand aan het einde van de onderzoeksbank, t.h.v. voeten patiënt
                         - ondersteunende hand t.h.v. enkel patiënt
                         - uitvoerende hand onder middenvoet

uitvoering   beweging wordt voor het linker en rechter been apart uitgevoerd:
                         - pak de gehele ipsilaterale voorvoet met de uitvoerende hand t.h.v.
                           de distale ossa metatarsalia en fixeer de enkel in neutrale positie
                           met de ondersteunende hand
                         - breng de voorvoet naar pronatie

illustratie

UGH   uitvoering/goniometrie

goniometrie

locatie gewrichtsas t.h.v. het 3e metatarsale gewricht
                         (NB: de werkelijke gewrichtsas is het 2^e spronggewricht.)

armen goniometer   **proximaal:** de loodlijn op het onderbeen (de horizontaal)
                         distaal: de lijn door de distale ossa metatarsalia

gewrichtspositie 0° neutrale stand van de voorvoet (geen pro- of supinatie)
vlak   transversale vlak

score PROM (in °)   de hoek tussen de loodlijn op het onderbeen en de lijn door de
                         distale ossa metatarsalia
                         (de in de illustratie gemeten hoek is 25°)

                         NB: in de startpositie staat de goniometer op 0° met beide armen in
                         dezelfde richting tegen elkaar aan.

bewegingsrichting	anteflexie	passief bewegingsonderzoek

UGH patiënt	zittend met beide armen afhangend langs het lichaam
UGH tester	- staand naast of achter de patiënt
	- ondersteunende hand op schouder patiënt
	- uitvoerende hand t.h.v. distale deel bovenarm
uitvoering	beweging wordt voor linker en rechter arm apart uitgevoerd:
	- breng de ipsilaterale schouder in maximale anteflexie. Houd hierbij de uitvoerende hand t.h.v. distale deel bovenarm
	- houd de ondersteunende hand boven op de schouder om te controleren voor bewegen van schoudergordel en romp (rechterfoto)
	- stop bij rompbeweging

illustratie

uitvoering/goniometrie   uitvoering

goniometrie

locatie gewrichtsas	midden humeruskop
armen goniometer	**proximaal:** verticaal, evenwijdig aan de romp (zoals bovenarm in anatomische stand)
	distaal: langs de zijkant van de bovenarm, in de richting van de laterale epicondyl
gewrichtspositie 0°	neutrale stand van de schouder (geen ante- of retroflexie)
vlak	sagittale vlak
score PROM (in °)	de hoek tussen de verticaal en de zijkant van de bovenarm (de in de illustratie getoonde hoek is 115°)

UGH patiënt	zittend met beide armen afhangend langs het lichaam
UGH tester	- staand naast of achter de patiënt
	- ondersteunende hand op schouderblad patiënt
	- uitvoerende hand t.h.v. distale deel bovenarm
uitvoering	beweging wordt voor linker en rechter arm apart uitgevoerd:
	- breng de ipsilaterale schouder in maximale abductie. Houd hierbij de uitvoerende hand t.h.v. distale deel bovenarm
	- houd de ondersteunende hand tegen het schouderblad om te controleren voor bewegen van schouderblad en voorkom lateroflexie van de romp
	- stop bij beweging van de romp

illustratie

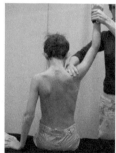 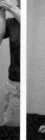 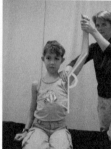 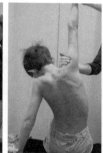 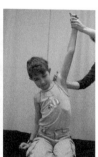

goede uitvoering   goniometrie   foute uitvoering

goniometrie

locatie gewrichtsas	midden humeruskop
armen goniometer	**proximaal:** verticaal, evenwijdig aan de romp
	distaal: langs de voorkant van de bovenarm richting het midden van de twee epicondylen
gewrichtspositie 0°	neutrale stand van de schouder (geen ante- of retroflexie)
vlak	frontale vlak
score PROM (in °)	de hoek tussen de verticaal en de voorkant van de bovenarm *(de in de illustratie getoonde hoek is 150°)*

bewegingsrichting	endorotatie (in 90° abductie)	passief bewegingsonderzoek

UGH patiënt   zittend met de arm in 90° abductie en 90° flexie in de elleboog

UGH tester   - staand naast of achter de patiënt

                             - ondersteunende hand op bovenarm patiënt

                             - uitvoerende hand t.h.v. distale zijde onderarm patiënt

uitvoering   beweging wordt voor linker en rechter arm apart uitgevoerd:

                             - breng de ipsilaterale schouder in maximale endorotatie door de

                                 onderarm naar beneden te brengen. Houd hierbij de uitvoerende

                                 hand t.h.v. de distale zijde van de onderarm

                             - de ondersteunende hand ondersteunt de bovenarm

                             - stop bij rompbeweging

illustratie

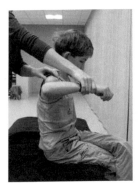 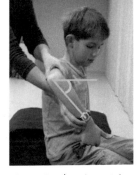 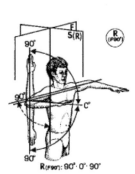

            UGH   uitvoering/goniometrie

goniometrie

   locatie gewrichtsas   olecranon

                               (NB: Feitelijke gewrichtsas is het schoudergewricht)

   armen goniometer   **proximaal:** de horizontaal

                               distaal: langs de zijkant van de onderarm, in de richting van de

                               caput ulnae

   gewrichtspositie 0°   onderarm parallel aan de horizontaal

   vlak   sagittale vlak

   score PROM (in °)   de hoek tussen de horizontaal en de onderarm

                               (de in de illustratie getoonde hoek is 50°)

                               NB: in de startpositie staat de goniometer op 0° met beide armen in

                               dezelfde richting tegen elkaar aan.

| bewegingsrichting | exorotatie (in 90° abductie) | passief bewegingsonderzoek |

UGH patiënt   zittend met de arm in 90° abductie en 90° flexie in de elleboog

UGH tester
- staand naast of achter de patiënt
- ondersteunende hand op bovenarm patiënt
- uitvoerende hand t.h.v. distale zijde onderarm patiënt

uitvoering   beweging wordt voor linker en rechter arm apart uitgevoerd:
- breng de ipsilaterale schouder in maximale exorotatie door de onderarm naar boven te brengen. Houd hierbij de uitvoerende hand t.h.v. de distale zijde van de onderarm
- de ondersteunende hand ondersteunt de bovenarm
- stop bij rompbeweging

illustratie

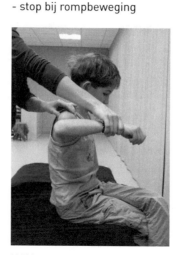 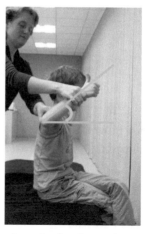

UGH   uitvoering/goniometrie

goniometrie

   locatie gewrichtsas   olecranon

                             (NB: Feitelijke gewrichtsas is het schoudergewricht)

   armen goniometer   **proximaal:** de horizontaal

                             distaal: langs de zijkant van de onderarm, in de richting van de caput ulnae

   gewrichtspositie 0°   onderarm parallel aan de horizontaal

   vlak   sagittale vlak

   score PROM (in °)   de hoek tussen de horizontaal en de onderarm

                             (de in de illustratie getoonde hoek is 40°)

                             NB: in de startpositie staat de goniometer op 0° met beide armen in dezelfde richting tegen elkaar aan.

elleboog	gewrichtsmobiliteit
bewegingsrichting flexie	passief bewegingsonderzoek

UGH patiënt zittend met de schouder in 90° anteflexie, de elleboog in maximale extensie met de onderarm in zo veel mogelijk supinatie

UGH tester
- staand naast of achter de patiënt
- ondersteunende hand onder bovenarm patiënt
- uitvoerende hand t.h.v. distale zijde onderarm patiënt

uitvoering beweging wordt voor linker en rechter arm apart uitgevoerd:
- breng de ipsilaterale elleboog in maximale flexie. Houd hierbij de uitvoerende hand t.h.v. de distale zijde van de onderarm
- de ondersteunende hand ondersteunt de bovenarm

illustratie

UGH   uitvoering   goniometrie

goniometrie

locatie gewrichtsas laterale epicondyl humerus

armen goniometer **proximaal:** langs de zijkant van de bovenarm in de richting van de humeruskop

distaal: langs de zijkant van de onderarm in de richting van de caput radius

gewrichtspositie 0° volledige extensie elleboog

vlak sagittale vlak

score PROM (in °) de te meten hoek = hoek tussen boven- en onderarm

de te noteren hoek = 180° – [hoek tussen boven- en onderarm]

(de in de illustratie gemeten hoek is 25°;

de te noteren hoek is dan: 180° - 25° = 155°)

elleboog		gewrichtsmobiliteit
bewegingsrichting	extensie	passief bewegingsonderzoek

UGH patiënt   zittend op een stoel of kruk. De schouder in 90° anteflexie, de elleboog in maximale flexie met de onderarm in zo veel mogelijk supinatie

UGH tester   - staand naast of achter de patiënt

- ondersteunende hand onder bovenarm patiënt

uitvoering   - uitvoerende hand t.h.v. distale zijde onderarm patiënt
beweging wordt voor linker en rechter arm apart uitgevoerd:

- breng de ipsilaterale elleboog in maximale extensie. Houd hierbij de uitvoerende hand t.h.v. de distale zijde van de onderarm

- de ondersteunende hand ondersteunt de bovenarm

illustratie

 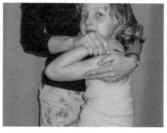 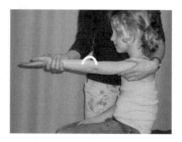

                                UGH   uitvoering/goniometrie

goniometrie

   locatie gewrichtsas   laterale epicondyl humerus

   armen goniometer   **proximaal:** langs de zijkant van de bovenarm in de richting van de humeruskop

distaal: langs de zijkant van de onderarm in de richting van de caput radius

gewrichtspositie 0°   volledige extensie elleboog

vlak   sagittale vlak

score PROM (in °)   de te meten hoek = hoek tussen boven- en onderarm

de te noteren hoek: [hoek tussen boven- en onderarm] - 180°

(de in de illustratie gemeten hoek is 180°;

de te noteren hoek is dan 180° - 180° = 0°)

elleboog	spierlengte
bewegingsrichting	flexie	passief bewegingsonderzoek

UGH patiënt zittend met de schouder in 90° anteflexie, de elleboog in maximale extensie met de onderarm in zo veel mogelijk supinatie

UGH tester
- staand naast, achter of voor de patiënt
- ondersteunende hand onder bovenarm patiënt
- uitvoerende hand t.h.v. distale zijde onderarm patiënt

uitvoering beweging wordt ontspannen voor linker en rechter arm apart uitgevoerd:
- breng de ipsilaterale elleboog in flexie. Tester houdt hierbij de uitvoerende hand t.h.v. de distale zijde van de onderarm
- de ondersteunende hand ondersteunt de bovenarm en brengt de arm in deze positie naar maximale anteflexie van de schouder en breng daarna vanuit deze positie de elleboog in maximale flexie

illustratie

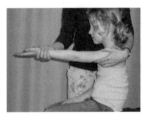 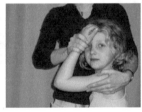 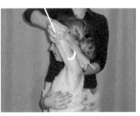

UGH   uitvoering   goniometrie

goniometrie

locatie gewrichtsas laterale humerus epicondyl

armen goniometer **proximaal:** langs de zijkant van de bovenarm in de richting van de humeruskop
distaal: langs de zijkant van de onderarm in de richting van de caput radius

gewrichtspositie 0° volledige extensie elleboog

vlak sagittale vlak

score PROM (in °) de te meten hoek = hoek tussen boven- en onderarm
de te noteren hoek = 180° – [hoek tussen boven- en onderarm]
(de in de illustratie gemeten hoek is 30°;
de te noteren hoek is dan 180° - 30° = 150°)

spiertonus	beoordeling van tonus m. triceps brachii
	-1 = hypotoon
	0 = normotoon
	+1 = hypertoon

opmerking	- deze test is een maat voor de lengte van de m. triceps brachii (aangeven met [TB] op het formulier).
	- de juiste uitgangshouding voor het bepalen van de maximale lengte van de m. triceps is onder maximale anteflexie. Deze uitgangspositie is bij de meerderheid van patiënten met CP echter niet uitvoerbaar. Noteer dan de anteflexiehoek op het formulier bij opmerkingen/bijzonderheden.
	NB: de bepaling van de maximale lengte van de m. triceps wordt in dat geval dus slechts benaderd.

elleboog		spierlengte
bewegingsrichting	extensie	passief bewegingsonderzoek

UGH patiënt
zittend met de bovenarm afhangend langs het lichaam, de elleboog in ontspannen extensie met de onderarm in zo veel mogelijk supinatie

UGH tester
- staand naast of achter de patiënt
- ondersteunende hand onder bovenarm patiënt
- uitvoerende hand t.h.v. distale zijde onderarm patiënt

uitvoering
beweging wordt voor linker en rechter arm apart uitgevoerd:
- breng de ipsilaterale elleboog in ontspannen extensie en de schouder in retroflexie. Breng vervolgens de elleoog in maximale extensie
- houd hierbij de uitvoerende hand t.h.v. de distale zijde van de onderarm

de ondersteunende hand ondersteunt de bovenarm

illustratie

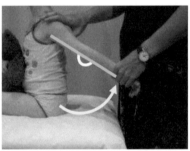

uitvoering vanuit UGH en goniometrie

goniometrie

locatie gewrichtsas laterale epicondyl humerus

armen goniometer **proximaal:** langs de zijkant van bovenarm in de richting van de humeruskop
distaal: langs de zijkant van onderarm in de richting van de caput radius

gewrichtspositie 0° volledige extensie elleboog

vlak sagitale vlak

score PROM (in °) de gemeten hoek = hoek tussen boven- en onderarm
de te noteren hoek: [hoek tussen boven- en onderarm] - 180°
(de in de illustratie gemeten hoek is 180°;
de te noteren hoek is dan 180° - 180° = 0°)

spiertonus	beoordeling van tonus m. biceps brachii
	-1 = hypotoon
	0 = normotoon
	+1 = hypertoon

opmerking	- deze test is een maat voor de lengte van de m. biceps brachii (aangegeven met [BB] op het formulier)
	- de juiste uitgangshouding voor het bepalen van de maximale lengte van de m. biceps is onder maximale retroflexie. Deze uitgangspositie is bij de meerderheid van de patiënten met CP echter niet uitvoerbaar. Daarom is gekozen voor een alternatieve uitgangshouding.
	NB: de bepaling van de maximale lengte van de m. biceps wordt op de beschreven manier dus slechts benaderd.

bewegingsrichting	supinatie	passief bewegingsonderzoek

UGH patiënt   zittend met de bovenarm afhangend langs het lichaam, de elleboog in 90° flexie en onderarm in neutrale pro-/supinatiestand

UGH tester
- staand voor de patiënt
- ondersteunende hand onder onderarm patiënt
- uitvoerende hand t.h.v. proximale handpalm patiënt

uitvoering   beweging wordt voor linker en rechter arm apart uitgevoerd:
- breng de ipsilaterale onderarm in maximale supinatie. Houd hierbij de uitvoerende hand t.h.v. de pols
- de ondersteunende hand ondersteunt de onderarm

illustratie

UGH   uitvoering/goniometrie

goniometrie

   locatie gewrichtsas   tussen de ring- en middelvinger

(NB: de feitelijke gewrichtsas is het proximale radio-ulnaire gewricht.)

   armen goniometer   **proximaal:** verticaal, evenwijdig aan de bovenarm midden door elleboog

distaal: lijn door de proximale handpalm (evenwijdig aan de lijn van de **radiale** en ulnaire processus styloideus)

   gewrichtspositie 0°   neutrale stand van de elleboog (geen pro-/supinatie)

   vlak   frontale vlak

   score PROM (in °)   de hoek tussen de verticaal en lijn door de proximale handpalm (de in de illustratie gemeten hoek is 80°)

bewegingsrichting	pronatie	passief bewegingsonderzoek

UGH patiënt	zittend met de bovenarm afhangend langs het lichaam, de elleboog in 90° flexie; onderarm in neutrale pro-/supinatiestand
UGH tester	- staand voor de patiënt
	- ondersteunende hand onder onderarm patiënt
	- uitvoerende hand t.h.v. proximale handpalm patiënt
uitvoering	beweging wordt voor linker en rechter arm apart uitgevoerd:
	- breng de ipsilaterale onderarm in maximale pronatie. Houd hierbij de uitvoerende hand t.h.v. de pols
	- de ondersteunende hand ondersteunt de onderarm

illustratie

UGH   uitvoering/goniometrie

goniometrie

locatie gewrichtsas	tussen de ring- en middelvinger
	(NB: de feitelijke gewrichtsas is het proximale radio-ulnaire gewricht.)
armen goniometer	**proximaal:** verticaal, evenwijdig aan de bovenarm midden door elleboog
	distaal: lijn door de proximale handpalm (evenwijdig aan de lijn van de radiale en ulnaire processus styloideus)
gewrichtspositie 0°	neutrale stand van de elleboog (geen pro-/supinatie)
vlak	frontale vlak
score PROM (in °)	de hoek tussen de verticaal en lijn door de proximale handpalm *(de in de illustratie gemeten hoek is 70°)*

pols	gewrichtsmobiliteit
bewegingsrichting	palmairflexie passief bewegingsonderzoek

UGH patiënt

zittend met de elleboog in 90° flexie, de onderarm in 90° pronatie; pols in neutrale stand (geen flexie/extensie) en de vingers in flexie

UGH tester

- staand naast de patiënt
- ondersteunende hand onder onderarm patiënt
- uitvoerende hand t.h.v. MCP patiënt

uitvoering

de beweging wordt voor linker en rechter hand apart uitgevoerd
breng de ipsilaterale pols in maximale palmairflexie. Houd hierbij met de uitvoerende hand de vingers in flexie
de uitvoerende hand ondersteunt de onderarm

illustratie

UGH   uitvoering/goniometrie

goniometrie

  locatie gewrichtsas   evenwijdig aan de handwortelbeentjes

  armen goniometer   **proximaal:** langs de zijkant van de onderarm
                            distaal: langs zijkant van de hand, richting de metacarpale V

  gewrichtspositie 0°   neutrale stand van de pols (geen palmair-/dorsaalflexie)

  vlak   sagittale vlak

score PROM (in °)

de te meten hoek = hoek tussen de onderarm en hand
de te noteren hoek = 180° – [hoek tussen de onderarm en hand]
(de in de illustratie gemeten hoek is 135°;
de te noteren hoek is dan 180° - 135° = 45°)
+ = palmairflexie
- = dorsaalflexie

bewegingsrichting	dorsaalflexie	passief bewegingsonderzoek

UGH patiënt zittend met elleboog in 90° flexie, de onderarm in 90° pronatie; pols in neutrale stand (geen flexie/extensie) en de vingers in flexie

UGH tester
- staand naast de patiënt
- ondersteunende hand onder onderarm patiënt
- uitvoerende hand t.h.v. MCP gewrichten van de patiënt

uitvoering
- de beweging wordt voor linker en rechter hand apart uitgevoerd
- breng de pols in maximale palmairflexie. Houd hierbij met de uitvoerende hand de vingers in flexie
- de ondersteunende hand ondersteunt de onderarm

illustratie

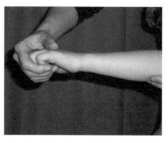
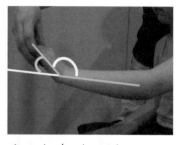

UGH   uitvoering/goniometrie

goniometrie
  locatie gewrichtsas   evenwijdig aan de handwortelbeentjes
  armen goniometer   **proximaal:** langs de zijkant van de onderarm
                              distaal: langs zijkant van de hand richting de metacarpale V
  gewrichtspositie 0°   neutrale stand van de pols (geen palmair-/dorsaalflexie)
  vlak   sagittale vlak
  score PROM (in °)   de te meten hoek = hoek tussen de onderarm en hand
                              de te noteren hoek = 180° - [hoek tussen de onderarm en hand]
                              (de in de illustratie gemeten hoek is 135°;
                              de te noteren hoek is dan 180° - 135° = 45°)
                              - = palmairflexie
                              + = dorsaalflexie

Spasticiteit

Spasticiteit is een snelheidsafhankelijke weerstand van de spier bij snel passief bewegen. Deze weerstand wordt veroorzaakt door een (abnormale) spierreactie als gevolg van een verstoorde rekreflex. Spasticiteit in een spier(groep) wordt bij het lichamelijk onderzoek aangeven als de grootte van gewrichtshoek in de range of motion op het moment dat weerstand wordt ervaren.

- De aanwezigheid van spasticiteit in een spier wordt bepaald door de hoek te meten waarbij een spierreactie optreedt bij een maximaal snelle passieve bewegingsuitslag.

- De spierreactie wordt ervaren als een (eenmalige) weerstand bij snel passief bewegen. Deze varieert van een weerstand over het gehele traject, waarbij een duidelijke blokkering van de beweging uitblijft, tot een plotseling sterke weerstand die de verdere beweging blokkeert. Dit wordt gedefinieerd als de 'catch'. Deze treedt altijd op voor het eind van de PROM.

- Spasticiteit wordt uitgedrukt als de uitslag in PROM op het moment dat deze spierreactie optreedt en wordt uitgedrukt in graden. Dit wordt genoteerd als de 'Angle of Catch' (AOC).

- Plaats de patiënt in de opgegeven uitgangshouding en zorg dat deze zo ontspannen mogelijk is. Het hoofd van de patiënt is in neutrale positie op de onderzoeksbank (nek het liefst in lichte flexie, ogen omhoog gericht). Op deze manier worden de – voor de patiënt met CMP kenmerkende – onwillekeurige houdingsafhankelijke spierreacties onderdrukt (o.a. de asymmetrische tonische nekreflex).

- Breng de spier zo snel mogelijk op lengte door hem in de beschreven bewegingsrichting te brengen (hele PROM binnen één seconde).

- Voer de beweging één keer uit voor de juiste bepaling. *Bij vaker achter elkaar uitvoeren van de snelle beweging wordt de spierreactie minder, dus is het van belang de eerste keer de beweging goed en voldoende snel uit te voeren.*

- Meet en noteer de AOC-waarde op het formulier in de kolom AOC (°):
De AOC (°) wordt per spier apart beschreven vanaf p. 81.

Kwaliteit van de spierreactie als gevolg van spasticiteit

Spasticiteit is een snelheidsafhankelijke weerstand van de spier bij snel passief bewegen. De mate van de ervaren weerstand, ofwel, de kwaliteit van de spierreactie wordt beoordeeld tijdens de bepaling van de AOC. De kwaliteit wordt subjectief beoordeeld op een 3-puntsschaal.

Beoordeel de kwaliteit van de spierreactie tijdens snel passief bewegen met de volgende score:

Score	Kenmerken
0	geen catch en geen (toename van) weerstand
1	toename van weerstand, zonder duidelijke catch op een vaste hoek
2	duidelijke catch op een vaste hoek, die de passieve beweging onderbreekt, gevolgd door een release (verdere beweging is mogelijk)
3	duidelijke catch op een vaste hoek; die de passieve beweging onderbreekt (verdere beweging is niet mogelijk)

Notatie op formulier (Appendix I):

Omcirkel tonus van spierreactie die van toepassing is. Slechts één keuze is mogelijk.

Clonus

Een clonus is een zich snel herhalende ritmische samentrekking van een spier of spiergroep. De clonus wordt bepaald tijdens snel passief bewegen van de m. soleus en de m. gastrocnemius. In het specifieke gedeelte staat per bewegingsrichting aangegeven hoe de clonus bepaald moet worden.

Notatie op formulier (Appendix I)

Clonus aanwezig → omcirkel **j** en geef aan met > of < teken:

                      Clonus minder dan 5 slagen: j < 5

                      Clonus meer dan 5 slagen: j > 5

Geen clonus aanwezig → omcirkel **n**

Indien er sprake is van een clonus kan er niet gescoord worden voor de mate van spasticiteit.
De scores 0, 1, 2, of 3 en AOC worden in het geval van een clonus dan ook niet ingevuld.

heupadductoren		spasticiteit
bewegingsrichting	abductie (in flexie)	passief bewegingsonderzoek

UGH + goniometrie	zie passief bewegingsonderzoek heupabductie PROM (p. 31)
uitvoering	beweging wordt voor beide benen tegelijk zo snel mogelijk (< 1 sec.) uitgevoerd:
	- abduceer beide heupen tegelijkertijd. Let erop dat het bekken in horizontale positie blijft.
score AOC (in °)	de te meten hoek = hoek tussen de denkbeeldige loodlijn op de lijn tussen de beide SIAS en voorzijde van het bovenbeen in de richting van de patella (zie illustratie p. 31);
	dit is een maat voor spasticiteit van de heupadductoren
score kwaliteit spierreactie	beoordeling **kwaliteit spierreactie** van adductoren
bij AOC (0-3)	0 = geen catch en geen weerstand
	1 = lichte weerstand, zonder duidelijke catch
	2 = duidelijke catch, gevolgd door een release
	3 = duidelijke catch, geen release

hamstrings		spasticiteit
bewegingsrichting	knie-extensie in heupflexie (= popliteale hoek)	passief bewegingsonderzoek

UGH + goniometrie zie passief bewegingsonderzoek popliteale hoek PROM p. 38

uitvoering beweging wordt voor het linker en rechter been apart, zo snel mogelijk (< 1 sec.) uitgevoerd:

- extendeer de ipsilaterale knie

score AOC (in °) de te meten hoek = hoek tussen boven- en onderbeen

de te noteren hoek = 180° – [hoek tussen boven- en onderbeen] (zie illustratie p. 38);

dit is een maat voor de spasticiteit van de hamstrings

score kwaliteit spierreactie bij AOC (0-3) beoordeling **kwaliteit spierreactie** van hamstrings

0 = geen catch en geen weerstand

1 = lichte weerstand, zonder duidelijke catch

2 = duidelijke catch, gevolgd door een release

3 = duidelijke catch, geen release

m. rectus femoris		spasticiteit
bewegingsrichting	knieflexie (in buiklig)	passief bewegingsonderzoek

UGH + goniometrie	zie passief bewegingsonderzoek knieflexie in buiklig
	PROM p. 40
uitvoering	beweging wordt voor het linker en rechter been apart, zo snel
	mogelijk (< 1 sec.) uitgevoerd:
	- flecteer de ipsilaterale knie
score AOC (in °)	de te meten hoek = hoek tussen boven- en onderbeen
	de te noteren hoek = 180° – [hoek tussen boven- en onderbeen]
	(zie illustratie p. 40);
	dit is een maat voor de spasticiteit van de m. rectus femoris
score kwaliteit	beoordeling kwaliteit spierreactie van m. rectus femoris
spierreactie bij	0 = geen catch en geen weerstand
AOC (0-3)	1 = lichte weerstand, zonder duidelijke catch
	2 = duidelijke catch, gevolgd door een release
	3 = duidelijke catch, geen release

m. soleus		spasticiteit
bewegingsrichting	enkeldorsaalflexie in knieflexie	passief bewegingsonderzoek

UGH + goniometrie
zie passief bewegingsonderzoek enkel dorsaalflexie in knieflexie
PROM p. 42

uitvoering
beweging wordt voor het linker en rechter been apart, zo snel
mogelijk (< 1 sec.) uitgevoerd:
- dorsaalflecteer de ipsilaterale enkel

score AOC (in °)
de te meten hoek = hoek tussen onderbeen en laterale voetrand
de te noteren hoek = 90° – [hoek tussen onderbeen en laterale
voetrand] (zie illustratie p. 42);
- = plantairflexie; + = dorsaalflexie

dit is een maat voor de spasticiteit van de m. soleus

score kwaliteit
spierreactie bij
AOC (0-3)
beoordeling **kwaliteit spierreactie** van m. soleus
0 = geen catch en geen weerstand
1 = lichte weerstand, zonder duidelijke catch
2 = duidelijke catch, gevolgd door een release
3 = duidelijke catch, geen release

Clonus
vul in bij j: > / < of n

j < 5 = clonus minder dan 5 slagen
j > 5 = clonus meer dan 5 slagen
n = geen clonus aanwezig

m. gastrocnemius		spasticiteit
bewegingsrichting	enkeldorsaalflexie in knie-extensie	passief bewegingsonderzoek

UGH + goniometrie   zie passief bewegingsonderzoek enkel dorsaalflexie in knie-extensie PROM p. 43

uitvoering   beweging wordt voor het linker en rechter been apart, zo snel mogelijk (< 1 sec.) uitgevoerd:
dorsaalflecteer de ipsilaterale enkel

score AOC (in °)   de te meten hoek = hoek tussen onderbeen en laterale voetrand
de te noteren hoek = 90° − [hoek tussen onderbeen en laterale voetrand] (zie illustratie p. 43);
− = plantairflexie; + = dorsaalflexie

dit is een maat voor de spasticiteit van de m. gastrocnemius

score kwaliteit   beoordeling **kwaliteit spierreactie** van m. gastrocnemius
spierreactie bij   0 = geen catch en geen weerstand
AOC (0-3)   1 = lichte weerstand, zonder duidelijke catch
2 = duidelijke catch, gevolgd door een release
3 = duidelijke catch, geen release

Clonus   *vul in bij j: > / < of n*

j < 5 = clonus minder dan 5 slagen
j > 5 = clonus meer dan 5 slagen
n = geen clonus aanwezig

m. triceps brachii		spasticiteit
bewegingsrichting	elleboogflexie	passief bewegingsonderzoek

UGH + goniometrie	zie passief bewegingsonderzoek elleboogflexie PROM p. 54
uitvoering	beweging wordt voor de linker en rechter arm apart, zo snel
	mogelijk (< 1 sec.) uitgevoerd:
	flecteer de ipsilaterale elleboog
score AOC (in °)	de te meten hoek = hoek tussen boven- en onderarm
	de te noteren hoek = 180° - [hoek tussen boven- en onderarm]
	dit is een maat voor de spasticiteit van de m. triceps brachii
score kwaliteit	beoordeling kwaliteit spierreactie van m. triceps brachii
spierreactie bij	0 = geen catch en geen weerstand
AOC (0-3)	1 = lichte weerstand, zonder duidelijke catch
	2 = duidelijke catch, gevolgd door een release
	3 = duidelijke catch, geen release

m. biceps brachii		spasticiteit
bewegingsrichting	elleboogextensie	passief bewegingsonderzoek

UGH + goniometrie	zie passief bewegingsonderzoek elleboogextensie PROM p. 55
uitvoering	beweging wordt voor de linker en rechter arm apart, zo snel mogelijk (< 1 sec.) uitgevoerd: extendeer de ipsilaterale elleboog
score AOC (in °)	de te meten hoek = hoek tussen boven- en onderarm de te noteren hoek = 180° - [hoek tussen boven- en onderarm]
score kwaliteit spierreactie bij AOC (0-3)	*dit is een maat voor de spasticiteit van de m. biceps brachii* beoordeling **kwaliteit spierreactie** van m. biceps brachii 0 = geen catch en geen weerstand 1 = lichte weerstand, zonder duidelijke catch 2 = duidelijke catch, gevolgd door een release 3 = duidelijke catch, geen release

polsflexoren		spasticiteit
bewegingsrichting	dorsaalflexie	passief bewegingsonderzoek

UGH + goniometrie	zie passief bewegingsonderzoek pols dorsaalflexie PROM p. 59, maar dan met maximale palmairflexie
uitvoering	beweging wordt voor de linker en rechter arm apart, zo snel mogelijk (< 1 sec.) uitgevoerd: dorsaalflecteer de ipsilaterale pols
score AOC (in °)	de te meten hoek = hoek tussen onderarm en hand de te noteren hoek = 180° - [hoek tussen onderarm en hand] - = palmairflexie; + = dorsaalflexie
score kwaliteit spierreactie bij AOC (0-3)	*dit is een maat voor de spasticiteit van de polsflexoren* beoordeling kwaliteit spierreactie van de polsflexoren 0 = geen catch en geen weerstand 1 = lichte weerstand, zonder duidelijke catch 2 = duidelijke catch, gevolgd door een release 3 = duidelijke catch, geen release

VI KRACHT

Krachttesten zoals hieronder besproken worden alleen bij volwassenen uitgevoerd. Bij patiënten worden voor het bepalen van de kracht de functionele testen gebruikt.

Krachtmeting bij een CMP heeft alleen zin indien de patiënt volledig selectief kan bewegen en aanspannen. Wanneer een patiënt alleen in gedeeltelijke synergie kan bewegen, is de hoeveelheid kracht direct gerelateerd aan de mate waarin de synergie uitgelokt wordt.
In dit geval is een kwalitatieve krachtmeting slechts mogelijk door middel van functionele testen. Bij deze functionele testen wordt dan vanuit inhibitie een selectieve beweging gevraagd.
Indien er een passende functionele test beschikbaar is, staat deze aangegeven bij de opmerkingen.

- Spierkrachttesten worden uitgevoerd om het functioneren van spieren of spiergroepen tijdens beweging te bepalen, alsmede hun vermogen om stabiliteit en steun te verschaffen.
- Spierkracht wordt gescoord op een MRC-schaal van 3-5 en getest in verticale richting.
- De uitgangshouding bij het meten van kracht is van belang: binnen een synergie kan meer kracht gegenereerd worden dan in een geïnhibeerde houding.

Voor uitgebreide illustraties zie bijvoorbeeld het boek Spieren, tests en functies (Kendall, Kendall McCreary,1999)

Algemene notatie

Score	Kenmerken
5	= actief bewegen tegen zwaartekracht in over hele bewegingstraject met grote weerstand
4	= actief bewegen tegen zwaartekracht in over hele bewegingstraject met lichte weerstand
3	= actief bewegen tegen zwaartekracht in over hele bewegingstraject

Toelichting

Aangezien er bij patiënten met een CMP vrijwel altijd sprake is van beperkte selectiviteit, is ervoor gekozen de scores voor krachttesten met MRC-schaal wel te beschrijven in de handleiding en niet op te nemen in het formulier.

bewegingsrichting	heupflexie	actief bewegingsonderzoek

spier(groepen)	psoas major en iliacus
UGH patiënt	zittend op de onderzoeksbank, met de bovenbenen volledig ondersteund door de bank en de onderbenen hangend over de rand; de patiënt mag zijn armen gebruiken voor stabiliteit van de romp
UGH tester	- staand aan de testzijde van de patiënt - de weerstandgevende hand omvat het distale deel van het bovenbeen, net boven de knie
uitvoering	de patiënt wordt gevraagd het bovenbeen van de onderzoeksbank te tillen zonder het te roteren. De weerstand van de onderzoeker is gericht naar de tafel.
instructie aan patiënt	'Til je been op van de bank en zorg dat ik het niet naar beneden kan drukken.'
score	5 = normaal – bovenbeen komt los van de onderzoeksbank; patiënt houdt de positie vast tegen maximale weerstand in 4 = goed – heupflexie wordt volgehouden tegen matige tot sterke weerstand; er mag iets toegegeven worden aan het einde 3 = matig – patiënt kan bewegingsrange wel uitvoeren, en kan de eindpositie vasthouden, maar niet tegen weerstand in

bewegingsrichting	heupextensie	actief bewegingsonderzoek

spier(groepen)	gluteus maximus en hamstrings
UGH patiënt	in buiklig op onderzoeksbank; armen langs het lichaam of gevouwen onder het hoofd
	In geval van flexiecontractuur: ga direct naar de beschreven test voor heupextensie aangepast voor een heupflexiecontractuur.
UGH tester	- staand aan de testzijde van de patiënt t.h.v. het bekken
	- de weerstandgevende hand wordt geplaatst op het achterbeen net boven de enkel
	- de andere hand kan gebruikt worden om het bekken te stabiliseren t.h.v. de spina iliaca posterior superior (SIPS)
	alternative UGH: hierbij wordt de weerstandgevende hand geplaatst op de achterzijde van het bovenbeen (m.n. bij grotere kinderen)
uitvoering	de patiënt wordt gevraagd het been zo hoog mogelijk van de onderzoeksbank te heffen zonder de knie te buigen. De weerstand van de onderzoeker is gericht naar de tafel.
instructie aan patiënt	'Til je been op van de bank tot zo ver je kunt. Houd hierbij je knie gestrekt. Zorg dat ik je been niet naar beneden kan drukken.'
score	5 = normaal – patiënt kan gehele bewegingsrange uitvoeren en houdt de positie vast tegen maximale weerstand in
	4 = goed – patiënt kan gehele bewegingsrange uitvoeren en houdt de positie vast tegen matige tot sterke weerstand in
	3 = matig – patiënt kan gehele bewegingsrange uitvoeren, en houdt de positie vast, maar niet tegen weerstand in
functionele test	*kniehoogstandloop*

bewegingsrichting	heupextensie	actief bewegingsonderzoek

spier(groepen)   gluteus maximus (en hamstrings)

UGH patiënt   patiënt staat op de grond, met gebogen heupen en de borst voorover geleund op de onderzoeksbank. De armen zijn gevouwen rondom de onderzoeksbank voor steun. De knie van het contralaterale been is iets gebogen en zorgt er zo voor dat het ipsilaterale been rust op de vloer bij aanvang van de test.

UGH tester   - staand aan de testzijde van de patiënt t.h.v. het bekken
- de weerstandgevende hand wordt geplaatst op de achterzijde van het bovenbeen
- de andere hand kan gebruikt worden om het bekken te stabiliseren t.h.v. de spina iliaca posterior superior (SIPS)

uitvoering   de patiënt wordt gevraagd het been zo hoog mogelijk van de vloer te heffen. De range van heupextensie is kleiner bij een gebogen knie (wegens rek van de m. rectus femoris). In dit geval wordt alleen de geïsoleerde m. gluteus maximus getest. Uitvoering van de test bij gestrekte knie leidt tot testen van alle heupextensoren. De andere hand stabiliseert het laterale bekken om de heup en bekken in positie te houden. De weerstand van de onderzoeker is gericht naar de grond.

instructie aan patiënt   'Til je voet van de vloer, zo hoog als je kunt, houd vast en zorg dat ik je been niet naar beneden kan drukken.'

score   5 = normaal – patiënt kan gehele bewegingsrange uitvoeren en houdt de eindpositie vast tegen maximale weerstand in

4 = goed – patiënt kan gehele bewegingsrange uitvoeren en houdt de eindpositie vast tegen matige tot sterke weerstand in

3 = matig – patiënt kan gehele bewegingsrange uitvoeren, en houdt de eindpositie vast, maar niet tegen weerstand in

opmerking   aangepast voor heupflexiecontractuur

bewegingsrichting	heupabductie	actief bewegingsonderzoek

spier(groepen)	gluteus medius en minimus
UGH patiënt	in zijlig op onderzoeksbank, met het ipsilaterale been boven. Het contralaterale been ligt gebogen in heup en knie op de onderzoeksbank voor stabiliteit
UGH tester	- staand achter de patiënt - de weerstandgevende hand omvat het been lateraal t.h.v. de knie - de andere hand ligt net proximaal van de trochanter van het femur, om de m. gluteus medius te palperen
uitvoering	de patiënt wordt gevraagd het gehele been te heffen. Dit zonder de heup te buigen of roteren. De weerstand van de onderzoeker is gericht naar de tafel.
instructie aan patiënt	'Til je been op in de lucht en houd daar vast. Zorg dat ik je been niet naar beneden kan drukken.'
score	5 = normaal – patiënt kan gehele bewegingsrange uitvoeren en houdt de positie vast tegen maximale weerstand in 4 = goed – patiënt kan gehele bewegingsrange uitvoeren en houdt de positie vast tegen matige tot sterke weerstand in 3 = matig – patiënt kan gehele bewegingsrange uitvoeren, en houdt de positie vast, maar niet tegen weerstand in

bewegingsrichting	heupadductie	actief bewegingsonderzoek

spier(groepen)	adductor magnus, brevis en longus; pectineus en gracilis
UGH patiënt	in zijlig op onderzoeksbank, met het ipsilaterale been onder. Het contralaterale been wordt door de tester in 25° abductie gehouden. Het been wordt van onderaf ondersteund door de onderarm van de tester, waarbij de hand geplaatst is t.h.v. de knie.
UGH tester	- staand achter de patiënt t.h.v. de knie - de weerstandgevende hand omvat het ipsilaterale been (onderste been) mediaal t.h.v. het femur, net boven de knie - weerstand is gericht loodrecht op de tafel
uitvoering	de patiënt wordt gevraagd de heup te adduceren totdat het onderste been het bovenste been raakt. De weerstand van de onderzoeker is gericht naar de tafel.
instructie aan patiënt	'Til je onderste been op naar je bovenste been. Houd daar vast en zorg dat ik je been niet naar beneden kan drukken.'
score	5 = normaal – patiënt kan gehele bewegingsrange uitvoeren en houdt de positie vast tegen maximale weerstand in 4 = goed – patiënt kan gehele bewegingsrange uitvoeren en houdt de positie vast tegen matige tot sterke weerstand in 3 = matig – patiënt kan gehele bewegingsrange uitvoeren, en houdt de positie vast, maar niet tegen weerstand in

bewegingsrichting	knieflexie	actief bewegingsonderzoek

spier(groepen)	mediale en laterale hamstrings
UGH patiënt	in buiklig op onderzoeksbank, met gestrekte knieën en tenen afhangend over de rand van de onderzoeksbank. Test mag eventueel beginnen met de knie in ongeveer 45° flexie.
UGH tester	- staand aan de testzijde van de patiënt t.h.v. de knie
	- de weerstandgevende hand omvat de enkel
	- de andere hand kan eventueel geplaatst worden op de achterkant van het bovenbeen, over de hamstrings
uitvoering	de patiënt wordt gevraagd bij neutrale rotatie van het been de knie te flecteren. De weerstand van de onderzoeker is gericht naar knie-extensie.
instructie aan patiënt	'Buig je knie en houd vast. Zorg dat ik je onderbeen niet naar beneden kan drukken.'
score	5 = normaal – de gegeven weerstand is maximaal; de eindknieflexie (ong. 90°) kan niet worden doorbroken
	4 = goed – de eindknieflexie (ong. 90°) wordt vastgehouden tegen een matige tot sterke weerstand in
	3 = matig – de eindknieflexie (ong. 90°) wordt vastgehouden, maar niet tegen weerstand in

bewegingsrichting	knie-extensie	actief bewegingsonderzoek

spier(groepen)	m. quadriceps femoris
UGH patiënt	zittend op de onderzoeksbank, het contralelaterale bovenbeen volledig ondersteund door de bank; het ipsilaterale bovenbeen ondersteund door hand tester (femur in horizontale positie). Het contralaterale onderbeen hangt over de rand, het ipsilaterale been is iets gestrekt. De patiënt mag zijn armen gebruiken voor stabiliteit van de romp. De patiënt mag iets naar achteren leunen om eventuele rek op hamstrings te verlichten. Voorkom hyperextensie van de knie door de patiënt ('vastzetten' van de knie).
UGH tester	- staand aan de testzijde van de patiënt t.h.v. de knie - de weerstandgevende hand omvat de ipsilatere enkel - de andere hand is geplaatst onder het bovenbeen
uitvoering	de patiënt wordt gevraagd om de knie te strekken. Voorkom hyperextensie. De weerstand van de onderzoeker is gericht naar knieflexie.
instructie aan patiënt	'Strek je knie en houd vast. Zorg dat ik je onderbeen niet naar beneden kan drukken.'
score	5 = normaal – de gegeven weerstand is maximaal; de eindknie-extensie (ong. 0°) kan niet worden doorbroken 4 = goed – de eindknie-extensie (ong. 0°) wordt vastgehouden tegen een matige tot sterke weerstand in 3 = matig – de eindknieflexie (ong. 0°) wordt vastgehouden, maar niet tegen weerstand in
functionele test	*squattest*

bewegingsrichting	enkel dorsaalflexie/inversie	actief bewegingsonderzoek

spier(groepen)	tibialis anterior
UGH patiënt	zittend op de onderzoeksbank
	alternatieve UGH: ruglig op de onderzoeksbank
UGH tester	- zittend op een stoel voor de patiënt aan voeteneind
	- hiel van de patiënt rustend op schoot
	- een hand omvat het onderbeen net boven de malleoli
	- de weerstandgevende hand wordt gevouwen over het
	dorsomediale deel van de voet
uitvoering	de patiënt wordt gevraagd de enkel naar dorsaalflexie te brengen
	en de voet naar binnen te draaien. De tenen blijven ontspannen. De
	weerstand van de onderzoeker is gericht naar plantairflexie.
instructie aan patiënt	'Breng je voet omhoog en naar binnen en houd vast. Zorg dat ik je
	voet niet naar beneden kan drukken.'
score	5 = normaal – patiënt kan gehele bewegingsrange uitvoeren en
	houdt de positie vast tegen maximale weerstand in
	4 = goed – patiënt kan gehele bewegingsrange uitvoeren en
	houdt de positie vast tegen matige tot sterke weerstand in
	3 = matig – patiënt kan gehele bewegingsrange uitvoeren, en
	houdt de positie vast, maar niet tegen weerstand in

bewegingsrichting	enkel plantairflexie	actief bewegingsonderzoek

spier(groepen)	gastrocnemius en soleus
UGH patiënt	staand op het ipsilatere been naast de onderzoeksbank, met volledig voetcontact en gestrekte knie. Patiënt mag steun gebruiken *voor balans* (niet meer dan twee vingers bij extern steunpunt).
UGH tester	- staand of zittend aan de testzijde van de patiënt met een goed zij-aanzicht van het ipsilaterale been
uitvoering	de patiënt wordt gevraagd de hiel van de grond te heffen over de gehele range van plantairflexie.
instructie aan patiënt	Tester doet de juiste uitvoering eerst voor. 'Ga op een been staan; ga dan op je tenen staan en kom vervolgens weer terug op de grond. Herhaal dit 20 maal.' Herhaal de test voor het andere been.
score	5 = normaal – 20 herhalingen worden in zijn geheel uitgevoerd over de gehele bewegingsrange; er is geen rustpauze nodig
	4 = goed – 10 tot 19 herhalingen worden in zijn geheel uitgevoerd over de gehele bewegingsrange; er is geen rustpauze nodig
	3 = matig – 1 tot 9 herhalingen worden in zijn geheel uitgevoerd over de gehele bewegingsrange; er is geen rustpauze nodig
functionele test	*tenenstand*

bewegingsrichting	eversie voet bij plantairflexie	actief bewegingsonderzoek

spier(groepen) — peronei longus en brevis

UGH patiënt — zittend op de onderzoeksbank, met de enkel in neutrale positie (geen plantair- of dorsaalflexie)

alternatieve UGH: patiënt in ruglig op de onderzoeksbank

UGH tester
- zittend op een stoel voor de patiënt, of staand wanneer patiënt in ruglig ligt
- een hand omvat het onderbeen net boven de malleoli voor stabilisatie van de enkel
- de weerstandgevende hand wordt gevouwen over het dorsolaterale deel van de voorvoet

uitvoering — de patiënt wordt gevraagd om de voet zo ver mogelijk naar eversie te brengen met ontspanning van de eerste metatarsaal en lichte plantairflexie. De weerstand van de onderzoeker is gericht in de richting van inversie en lichte dorsiflexie.

instructie aan patiënt — tester moet mogelijk eerst de juiste uitvoering voordoen

'Draai je voet naar beneden en naar buiten en houd vast. Zorg dat ik je voet niet kan bewegen.'

score — 5 = normaal – patiënt kan gehele bewegingsrange uitvoeren en houdt de positie vast tegen maximale weerstand in

4 = goed – patiënt kan gehele bewegingsrange uitvoeren en houdt de positie vast tegen matige tot sterke weerstand in

3 = matig – patiënt kan gehele bewegingsrange uitvoeren, en houdt de positie vast, maar niet tegen weerstand in

bewegingsrichting	inversie voet	actief bewegingsonderzoek

spier(groepen)	tibialis posterior
UGH patiënt	zittend op de onderzoeksbank, met de enkel in lichte plantairflexie
UGH tester	- zittend op een stoel voor de patiënt
	- een hand omvat het onderbeen net boven de malleoli voor stabilisatie van de enkel
	- de weerstandgevende hand wordt gevouwen over het dorsomediale deel van de voet, t.h.v. de metatarsale kopjes
uitvoering	de patiënt wordt gevraagd de voet zo ver mogelijk naar inversie te brengen. De weerstand van de onderzoeker is gericht in de richting van eversie en lichte dorsiflexie.
instructie aan patiënt	tester moet mogelijk eerst de juiste uitvoering voordoen
	'Draai je voet naar beneden en naar binnen en houd vast. Zorg dat ik je voet niet naar beneden kan drukken.'
score	5 = normaal – patiënt kan gehele bewegingsrange uitvoeren en houdt de positie vast tegen maximale weerstand in
	4 = goed – patiënt kan gehele bewegingsrange uitvoeren en houdt de positie vast tegen matige tot sterke weerstand in
	3 = matig – patiënt kan gehele bewegingsrange uitvoeren, en houdt de positie vast, maar niet tegen weerstand in

		kracht (MRC)
bewegingsrichting	schouder anteflexie	actief bewegingsonderzoek

spier(groepen)	deltoideus anterior, supraspinatus en coracobrachialis
UGH patiënt	zittend op de onderzoeksbank met de armen langs de zij. Elleboog een beetje in flexie en de onderarm geproneerd.
UGH tester	- staand aan de testzijde van de patiënt - de weerstandgevende hand omvat de distale bovenarm, net boven de elleboog - de andere hand kan de schouder stabiliseren
uitvoering	- de patiënt wordt gevraagd de arm voorwaarts omhoog te brengen naar 90° zonder te roteren of horizontale bewegingen te maken - de weerstand van de onderzoeker is naar beneden gericht
instructie aan patiënt	tester doet de juiste uitvoering eerst voor 'Til je arm voorwaarts op tot ongeveer schouderhoogte. Houd vast en zorg dat ik je arm niet naar beneden kan drukken.'
score	5 = normaal – patiënt kan gehele bewegingsrange uitvoeren en houdt de positie vast tegen maximale weerstand in 4 = goed – patiënt kan gehele bewegingsrange uitvoeren en houdt de positie vast tegen matige tot sterke weerstand in 3 = matig – patiënt kan gehele bewegingsrange uitvoeren, en houdt de positie vast, maar niet tegen weerstand in

bewegingsrichting	schouder abductie	actief bewegingsonderzoek

spier(groepen)	middelste deltoid en supraspinatus
UGH patiënt	zittend op de onderzoeksbank met de armen langs de zij en ellebogen in een klein beetje flexie
UGH tester	- staand achter de patiënt - de weerstandgevende hand geplaatst op de bovenarm net boven de elleboog
uitvoering	- de patiënt wordt gevraagd de arm in ongeveer 90° abductie brengen - de weerstand van de onderzoeker is neerwaarts gericht
instructie aan patiënt	tester doet de juiste uitvoering eerst voor 'Til je arm zijwaarts op tot schouderhoogte. Houd dit vast en zorg dat ik je arm niet naar beneden kan drukken.'
score	5 = normaal – patiënt kan gehele bewegingsrange uitvoeren en houdt de positie vast tegen maximale weerstand in 4 = goed – patiënt kan gehele bewegingsrange uitvoeren en houdt de positie vast tegen matige tot sterke weerstand in 3 = matig – patiënt kan gehele bewegingsrange uitvoeren, en houdt de positie vast, maar niet tegen weerstand in

bewegingsrichting	schouder exorotatie	actief bewegingsonderzoek

spier(groepen)	infraspinatus en teres minor
UGH patiënt	- in buiklig op onderzoeksbank met het hoofd naar de testzijde gedraaid
	- schouder in 90° abductie en de bovenarm volledig ondersteund door de onderzoeksbank
	- de onderarm hangt verticaal over de rand van de onderzoeksbank
	alternatieve UGH: zittend op de onderzoeksbank met de schouder in 90° abductie
UGH tester	- staand aan de testzijde van de patiënt t.h.v. de taille
	- twee vingers van één hand geven weerstand op de pols
	- de andere hand ondersteunt de elleboog voor tegendruk aan het einde van de range
uitvoering	- de patiënt wordt gevraagd de onderarm opwaarts te bewegen door de range van externe rotatie
	- de weerstand van de onderzoeker is naar beneden gericht
instructie aan patiënt	tester moet mogelijk eerst de juiste uitvoering voordoen
	'Til je arm op tot het niveau van de tafel. Houd dit vast en zorg dat ik je arm niet naar beneden kan drukken.'
score	5 = normaal – patiënt kan gehele bewegingsrange uitvoeren en houdt de positie vast tegen maximale weerstand in
	4 = goed – patiënt kan gehele bewegingsrange uitvoeren en houdt de positie vast tegen matige tot sterke weerstand in
	3 = matig – patiënt kan gehele bewegingsrange uitvoeren, en houdt de positie vast, maar niet tegen weerstand in

bewegingsrichting	elleboog flexie	actief bewegingsonderzoek

spier(groepen) biceps, brachialis en brachioradialis

UGH patiënt zittend op de onderzoeksbank met de armen langs de zij
- biceps brachii: onderarm in supinatie
- brachialis: onderarm in pronatie
- brachioradialis: onderarm in de middenpositie tussen pronatie en supinatie

UGH tester
- staand voor de patiënt.en gericht naar de testzijde
- de weerstandgevende hand is proximaal geplaatst van de pols
- de andere hand geeft tegenkracht boven op de schouder

uitvoering
- de patiënt wordt gevraagd de elleboog te flecteren door de hele bewegingsrange.
- de weerstand van de onderzoeker is neerwaarts gericht

instructie aan patiënt tester moet mogelijk eerst de juiste uitvoering voordoen
'Buig je elleboog. Houd vast en zorg dat ik je onderarm niet naar beneden kan drukken.'

score 5 = normaal – patiënt kan gehele bewegingsrange uitvoeren en houdt de positie vast tegen maximale weerstand in

4 = goed – patiënt kan gehele bewegingsrange uitvoeren en houdt de positie vast tegen matige tot sterke weerstand in

3 = matig – patiënt kan gehele bewegingsrange uitvoeren, en houdt de positie vast, maar niet tegen weerstand in

bewegingsrichting	elleboog extensie	actief bewegingsonderzoek

spier(groepen)	triceps brachii
UGH patiënt	in buiklig op de onderzoeksbank met de arm in 90° abductie. De onderarm is in flexie en hangt verticaal over de rand van de onderzoeksbank.
UGH tester	- staand aan de testzijde van de patiënt t.h.v. de taille - de weerstandgevende hand is geplaatst op het dorsale oppervlak van de pols - de andere hand geeft steun net boven de elleboog
uitvoering	- de patiënt wordt gevraagd de elleboog zo ver mogelijk te strekken of totdat deze horizontaal is aan de onderzoeksbank - de weerstand van de onderzoeker is neerwaarts gericht.
instructie aan patiënt	tester moet mogelijk eerst de juiste uitvoering voordoen 'Strek je elleboog. Houd vast en zorg dat ik je onderarm niet naar beneden kan drukken.'
score	5 = normaal – patiënt kan gehele bewegingsrange uitvoeren en houdt de positie vast tegen maximale weerstand in 4 = goed – patiënt kan gehele bewegingsrange uitvoeren en houdt de positie vast tegen matige tot sterke weerstand in 3 = matig – patiënt kan gehele bewegingsrange uitvoeren, en houdt de positie vast, maar niet tegen weerstand in

bewegingsrichting	pronatie	actief bewegingsonderzoek

spier(groepen)	pronator teres en pronator quadratus
UGH patiënt	- zittend op de onderzoeksbank met de armen langs de zij en de elleboog in 90° flexie
	- onderarm in neutrale positie
	alternatieve UGH: zittend aan een tafel
UGH tester	- staand aan de zijkant of voor de patiënt
	- de weerstandgevende hand heeft de onderarm vast onder de pols
	- de andere hand ondersteunt de elleboog
uitvoering	- de patiënt begint met de pols in neutrale positie en proneert de onderarm tot de handpalm naar beneden wijst
	- de weerstand wordt gegeven in de richting van supinatie
instructie aan patiënt	tester moet mogelijk eerst de juiste uitvoering voordoen
	'Draai je handpalm naar beneden. Houd vast en zorg dat ik je onderarm niet naar boven kan draaien. Houd je pols en vingers ontspannen.'
score	5 = normaal – patiënt kan gehele bewegingsrange uitvoeren en houdt de positie vast tegen maximale weerstand in
	4 = goed – patiënt kan gehele bewegingsrange uitvoeren en houdt de positie vast tegen matige tot sterke weerstand in
	3 = matig – patiënt kan gehele bewegingsrange uitvoeren, en houdt de positie vast, maar niet tegen weerstand in

bewegingsrichting	supinatie	actief bewegingsonderzoek

spier(groepen) supinator en biceps brachii

UGH patiënt
- zittend op de onderzoeksbank met de armen langs de zij en de elleboog in 90° flexie
- onderarm in neutrale positie
alternatieve UGH: zittend aan een tafel

UGH tester
- staand aan de zijkant of voor de patiënt
- de weerstandgevende hand heeft de onderarm vast onder de pols
- de andere hand ondersteunt de elleboog

uitvoering
- de patiënt begint met de pols in neutrale positie en supineert de onderarm tot de handpalm omhoogt wijst
- de weerstand wordt gegeven in de richting van pronatie

instructie aan patiënt tester moet mogelijk eerst de juiste uitvoering voordoen
'Draai je handpalm omhoog. Houd vast en zorg dat ik je onderarm niet naar beneden kan draaien. Houd je pols en vingers ontspannen.'

score 5 = normaal – patiënt kan gehele bewegingsrange uitvoeren en houdt de positie vast tegen maximale weerstand in

4 = goed – patiënt kan gehele bewegingsrange uitvoeren en houdt de positie vast tegen matige tot sterke weerstand in

3 = matig – patiënt kan gehele bewegingsrange uitvoeren, en houdt de positie vast, maar niet tegen weerstand in

bewegingsrichting	pols palmairflexie	actief bewegingsonderzoek

spier(groepen)	flexor carpi radialis en flexor carpi ulnaris
UGH patiënt	- zittend aan een tafel
	- de onderarm wordt dorsaal ondersteund op een tafel
	- de onderarm is gesupineerd, pols is in neutrale positie of in lichte extensie
UGH tester	- één hand ondersteunt de onderarm van de patiënt bij de pols
	- de weerstandgevende hand pakt de testhand vast met de duim aan de handrugzijde
uitvoering	- de patiënt wordt gevraagd de pols in flexie te brengen met de vingers en duim ontspannen
	- de weerstand van de onderzoeker is neerwaarts gericht, richting pols dorsaalflexie
instructie aan patiënt	tester moet mogelijk eerst de juiste uitvoering voordoen
	'Buig je pols. Houd vast en zorg dat ik je onderarm niet naar beneden kan drukken. Houd je vingers ontspannen.'
score	5 = normaal – patiënt kan gehele bewegingsrange uitvoeren en houdt de positie vast tegen maximale weerstand in
	4 = goed – patiënt kan gehele bewegingsrange uitvoeren en houdt de positie vast tegen matige tot sterke weerstand in
	3 = matig – patiënt kan gehele bewegingsrange uitvoeren, en houdt de positie vast, maar niet tegen weerstand in

bewegingsrichting	pols dorsaalflexie	actief bewegingsonderzoek

spier(groepen)
extensor carpi radialis longus, extensor carpi radialis brevis en extensor carpi ulnaris

UGH patiënt
- zittend aan een tafel
- de onderarm wordt ondersteund op een tafel
- de onderarm is in volledige pronatie

UGH tester
- één hand ondersteunt de onderarm van de patiënt bij de pols
- de weerstandgevende hand pakt de testhand vast met de duim aan de handpalmzijde

uitvoering
- de patiënt wordt gevraagd de pols in dorsaalflexie te brengen met de vingers en duim in flexie
- de weerstand van de onderzoeker is opwaarts gericht, richting pols palmairflexie

instructie aan patiënt
tester moet mogelijk eerst de juiste uitvoering voordoen
'Breng je hand omhoog. Houd deze vast en zorg dat ik hem niet naar beneden kan drukken.'

score
5 = normaal – patiënt kan gehele bewegingsrange uitvoeren en houdt de positie vast tegen maximale weerstand in

4 = goed – patiënt kan gehele bewegingsrange uitvoeren en houdt de positie vast tegen matige tot sterke weerstand in

3 = matig – patiënt kan gehele bewegingsrange uitvoeren, en houdt de positie vast, maar niet tegen weerstand in

bewegingsrichting	MCP palmairflexie	actief bewegingsonderzoek

spier(groepen)	lumbricales en interossei
UGH patiënt	- zittend met de onderarm in supinatie
	- de pols is in neutrale positie en de MCP gewrichten zijn in volledige extensie en de interphalangeale gewrichtjes zijn in flexie
UGH tester	- stabiliseer de metacarpale botjes proximaal van de MCP gewrichten
	- weerstand wordt aan de palmairzijde gegeven, op de proximale vingerbotjes
uitvoering	- de patiënt wordt gevraagd om flexie van de MCP gewrichten en extensie van de interphalangeale gewrichtjes simultaan uit te voeren
	- vingers kunnen apart getest worden
	- de vingers moeten in extensie blijven
	- de weerstand van de onderzoeker is in de richting van MCP extensie
instructie aan patiënt	tester moet mogelijk eerst de juiste uitvoering voordoen
	'Houd je vingers recht terwijl je je knokkels buigt. Houd deze positie vast en zorg dat ik je knokkels niet kan strekken.'
score	5 = normaal – patiënt kan gehele bewegingsrange uitvoeren en houdt de positie vast tegen maximale weerstand in
	4 = goed – patiënt kan gehele bewegingsrange uitvoeren en houdt de positie vast tegen matige tot sterke weerstand in
	3 = matig – patiënt kan gehele bewegingsrange uitvoeren, en houdt de positie vast, maar niet tegen weerstand in

bewegingsrichting	MCP dorsaalflexie	actief bewegingsonderzoek

spier(groepen)	extensor digitorum, extensor indicis en extensor digiti minimi
UGH patiënt	- zittend met onderarm in pronatie en pols in neutrale positie
	- MCP gewrichten en interphalangeale gewrichtjes zijn ontspannen in geflecteerde houding
UGH tester	- stabiliseer de pols in neutrale positie
	- plaats de wijsvinger van de weerstandgevende hand op de rugkant van alle proximale vingerbotjes net distaal van de MCP gewrichten
uitvoering	- de patiënt wordt gevraagd de vingers te extenderen
	- vingers kunnen apart getest worden
	- de weerstand van de onderzoeker is in de richting van flexie
instructie aan patiënt	tester moet mogelijk eerst de juiste uitvoering voordoen 'Buig je knokkels zo ver mogelijk naar achteren. Houd deze positie vast en zorg dat ik je knokkels niet kan terugdrukken.'
score	5 = normaal – patiënt kan gehele bewegingsrange uitvoeren en houdt de positie vast tegen maximale weerstand in
	4 = goed – patiënt kan gehele bewegingsrange uitvoeren en houdt de positie vast tegen matige tot sterke weerstand in
	3 = matig – patiënt kan gehele bewegingsrange uitvoeren, en houdt de positie vast, maar niet tegen weerstand in

bewegingsrichting	MCP spreiden (abductie)	actief bewegingsonderzoek
spier(groepen)	dorsal interosseï	
UGH patiënt	- onderarm in pronatie en pols in een neutrale positie	
	- de vingers starten in extensie en adductie	
	- MCP gewrichten ook in neutrale positie en voorkom hyperextensie	
UGH tester	- ondersteun de pols in neutrale positie	
	- de vingers van de weerstandgevende hand geven weerstand tegen de distale vingerbotjes, aan de radiale zijde van de ene vinger en aan de ulnaire zijde van de aangrenzende vinger	
uitvoering	- de patiënt wordt gevraagd de vingers te spreiden	
	- vingers moeten apart getest worden	
	- de weerstand van de onderzoeker is in de richting van adductie, het sluiten van de vingers	
instructie aan patiënt	tester moet mogelijk eerst de juiste uitvoering voordoen 'Spreid je vingers. Houd deze positie vast en zorg dat ik je vingers niet naar elkaar toe kan drukken.'	
score	5 = normaal – patiënt kan gehele bewegingsrange uitvoeren en houdt de positie vast tegen maximale weerstand in	
	4 = goed – patiënt kan gehele bewegingsrange uitvoeren en houdt de positie vast tegen matige tot sterke weerstand in	
	3 = matig – patiënt kan gehele bewegingsrange uitvoeren, en houdt de positie vast, maar niet tegen weerstand in	

bewegingsrichting	MCP sluiten (adductie)	actief bewegingsonderzoek

spier(groepen) palmar interossei

UGH patiënt
- onderarm in pronatie (handpalm naar beneden), pols in neutrale positie en vingers in extentie en adductie
- MCP gewrichten zijn neutraal, voorkom flexie

UGH tester
- de tester heeft het middelste vingerbotje van twee naast elkaar liggende vingers vast
- weerstand wordt gegeven in de richting van abductie, het uitelkaar trekken van de vingers

uitvoering
- de patiënt wordt gevraagd de vingers bij elkaar te houden
- de vingers moeten apart getest worden

instructie aan patiënt tester moet mogelijk eerst de juiste uitvoering voordoen
'Houd je vingers bij elkaar. Houd deze positie vast en zorg dat ik je vingers niet uit elkaar kan trekken.'

score 5 = normaal – patiënt kan gehele bewegingsrange uitvoeren en houdt de positie vast tegen maximale weerstand in

4 = goed – patiënt kan gehele bewegingsrange uitvoeren en houdt de positie vast tegen matige tot sterke weerstand in

3 = matig – patiënt kan gehele bewegingsrange uitvoeren, en houdt de positie vast, maar niet tegen weerstand in

VII STATIEK

Voer de beschreven testen uit en noteer de relevante waarden.

Stand	statiek
voet	pes planus; structureel/niet structureel

UGH patiënt	staand op de grond op 2 benen met gestrekte knieën; volledig voetcontact en zo veel mogelijk heupextensie
UGH tester	hurkend achter de patiënt
uitvoering	- inspectie vanuit mediaal; beoordeel of mediale voetboog verstreken is (= pes planus)
	- indien pes planus aanwezig (+): maak onderscheid tussen structurele of niet structurele pes planus als volgt
	1 vraag de patient op de tenen te gaan staan
	2 herhaal inspectie in onbelaste situatie
	3 voer de passieve dorsaalflexie van hallux uit
	- in iedere nieuwe situatie beoordelen of er sprake is van herstel van de mediale voetboog
	- **niet-structurele pes planus:** de mediale voetboog herstelt zich in één of meer van de hierboven beschreven situaties
	- **structurele pes planus:** de mediale voetboog herstelt zich niet in één of meerdere van de hierboven beschreven situaties

illustratie

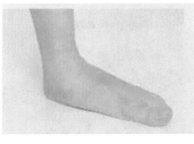 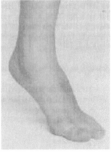

voorbeeld van niet-structurele pes planus (mediale voetboog herstelt zich bij tenenstand)

score   beoordeling pes planus

+ = verstreken mediale voetboog

- = normale mediale voetboog

score structureel of soepel

+ = soepele pes planus

- = structurele pes planus

Stand	statiek
calcaneus	varus

UGH patiënt	staand op de grond op 2 benen met gestrekte knieën; volledig voetcontact en zo veel mogelijk heupextensie
UGH tester	hurkend achter de patiënt
uitvoering	inspectie vanuit dorsaal; stand van calcaneus en enkel beoordelen op varus in stand
illustratie	

voorbeeld van een varusstand van de calcaneus links

score	beoordeling van calcaneus; maak keuze op formulier voor varus of neutraal

Stand	statiek
calcaneus	valgus

UGH patiënt	staand op de grond op 2 benen met gestrekte knieën; volledig voetcontact en zo veel mogelijk heupextensie
UGH tester	hurkend achter de patiënt
uitvoering	inspectie vanuit dorsaal; stand van calcaneus en enkel beoordelen op valgus in stand
illustratie	

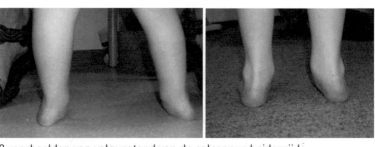

2 voorbeelden van valgusstand van de calcaneus beiderzijds

score	beoordeling van calcaneus; maak keuze op formulier voor valgus of neutraal

Stand	statiek
voorvoet	abductie en talonaviculaire subluxatie (TNS)

UGH patiënt   staand op de grond op 2 benen met gestrekte knieën; volledig voetcontact
en zo veel mogelijk heupextensie

UGH tester   hurkend of knielend voor de patiënt

uitvoering   - inspectie vanuit frontaal; stand van voorvoet en enkel beoordelen op mate
van abductie in stand
- indien voorvoet in abductie staat; dan TNS (= talonaviculare subluxatie) scoren

*NB: bij een TNS treedt subluxatie op van het talonaviculaire gewricht waardoor de
achtervoet in valgus zakt ('doorzakken' van de voet). Bij het lopen wordt hier het
mediale deel van de naviculare belast.*

illustratie

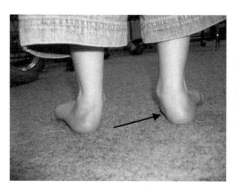 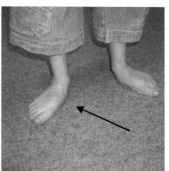

voorbeeld van valgusstand calcaneus, voorvoet abductie, TNS (zie pijl in
rechterfoto)

score abductie   maak keuze op formulier voor abductie of neutraal

score TNS   + = talonaviculaire subluxatie
- = neutraal

Stand	statiek
voorvoet	adductie

UGH patiënt	staand op de grond op 2 benen met gestrekte knieën; volledig voetcontact en zo veel mogelijk heupextensie
UGH tester	hurkend of knielend voor de patiënt
uitvoering	inspectie vanuit frontaal; stand van voorvoet en enkel beoordelen op mate van voorvoetadductie in stand
illustratie	

voorbeeld van lichte voorvoetadductie

score	maak keuze op formulier voor adductie of neutraal
opmerkingen	de positie van de laterale voetrand, bekeken vanaf metatarsalen, geeft extra informatie, namelijk dat convex een adductiestand aanduidt en concaaf een abductie (zie pijl in bovenste linkerfoto)

beenlengte   verschil

UGH patiënt	staand op de grond op 2 benen met gestrekte knieën; volledig voetcontact en zo veel mogelijk heupextensie
UGH tester	staand achter de patiënt
uitvoering	- ongelijkheid in beenlengte wordt gecorrigeerd door plankjes onder de hele voet van het verkorte been van de patiënt te plaatsen
	- uitlijning vindt plaats op de lijn van de beide SIPS
	- beenlengte is beiderzijds gelijk wanneer de SIPS-lijn horizontaal is

illustratie

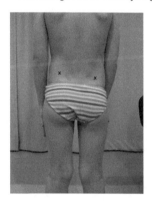

score	- hoogte van het aantal corrigerende plankjes (in cm)
	- aangeven ten nadele van rechts of links (omcirkelen)

---

opmerkingen   indien er geen gestrekte stand bereikt wordt in stand, dan het beenlengteverschil schatten in ruglig of buiklig; heup en knie in 90° flexie

bij bovenbeenverschil: schat het verschil in kniepositie (bekken recht op de onderlaag houden)

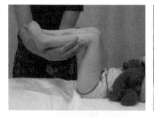 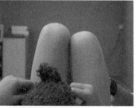

bij onderbeenverschil: schat het verschil in hielpositie (knieën recht op de onderlaag houden)

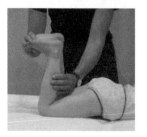 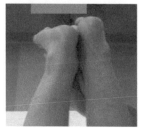

rug scoliose

UGH patiënt zittend met afhangende benen en met de handen op de knieën

UGH tester staand achter de patiënt

uitvoering - beoordeel in deze houding of de rug recht naar beneden loopt (wervels netjes in een rechte lijn onder elkaar)
- laat de patiënt lichtjes voorover buigen en inspecteer of er eventueel een rotatie in de wervelkolom aanwezig is

illustratie

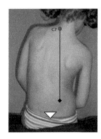

voorbeeld van C-scoliose convex links; projectie C7 buiten sacrum ('uit het lood')

score De score wordt in drie stappen gegeven.

Stap 1

Vaststellen scoliose: abnormale bocht in de wervelkolom (zijwaartse slinger) en score

+ = aanwezig

- = afwezig

Indien scoliose aanwezig (+)

Stap 2

Geef de vorm van de wervelkolom aan: deze kan *of* een C vorm (één slingerbeweging) *of* een S-vorm (heen- en weergaande slingerbeweging) hebben.

C-convex:	*S-vorm ter hoogte van:*
rechts = kromming naar rechts	T = thoracale wervelkolom
links = kromming naar links	T-L = thoracale-lumbale wervelkolom
	L = lumbale wervelkolom

Stap 3

Geef aan of locatie van projectie C7 'buiten sacrum' of 'midden sacrum' valt *(d.w.z.: loodlijn vanuit proc. spinosus C7 loopt midden door sacrum ('in het lood') of buiten het sacrum ('uit het lood')).*

opmerkingen Bij het vooroverbuigen wordt de aanwezigheid van een rotatiecomponent duidelijk. Dit kan als extra opmerking op het formulier vermeld worden.

VIII SELECTIVITEIT

Selectiviteit of selectief bewegen is *het vermogen om één gewricht, onafhankelijk van houding, apart te kunnen bewegen, ten opzichte van andere gewrichten in dezelfde lichaamsextremiteit. ('The ability to move an individual joint, independent of posture, independently from the other joints in the same limb').* Bij patiënten met een CMP is het selectief bewegen mogelijk verminderd. Wanneer een patiënt in zijn geheel niet selectief kan bewegen, is beweging slechts mogelijk in een vast flexie- of extensiepatroon (in synergie).

Selectiviteit is een belangrijke prognostische factor voor het kruipen en lopen, en dient daarom beoordeeld te worden tijdens lichamelijk onderzoek.

Hieronder worden eerst twee voorbeelden gegeven waarin duidelijk wordt gemaakt hoe het verminderd selectief bewegen gevolgen heeft voor kruipen en lopen.

Voorbeeld verminderde selectiviteit tijdens kruipen

Een verminderde selectiviteit van de enkel (test in zithouding (willekeurige enkeldorsaalflexie gaat gepaard met onwillekeurige knie- en heupflexie) ziet men tijdens het *kruipen* terug door optreden van enkeldorsaalflexie op het moment dat de heup naar voren wordt gebracht. De beweging vindt plaats in een zogenaamd flexiepatroon: heupflexie + enkeldorsaalflexie *in plaats van* heupflexie + enkelplantairflexie.

Voorbeeld verminderde selectiviteit en de expressie tijdens lopen

Een verminderde selectiviteit van de knie (test in zithouding: willekeurige knie-extensie gaat gepaard met onwillekeurige heupextensie) ziet men tijdens het *lopen* terug aan het eind van de zwaaifase. De beweging vindt plaats in een zogenaamd flexiepatroon: heupflexie + knieflexie in plaats van heupflexie + knie-extensie. Het niet kunnen strekken van de knie leidt onder andere tot een afname van de staplengte.

De volgende testen worden zo veel mogelijk in de verticale richting uitgevoerd.
- heupflexie
- heupabductie
- knie-extensie
- enkeldorsaalflexie
- enkeleversie

Hierna volgt de uitleg van het actief bewegingsonderzoek. Puntsgewijs worden de verschillende items van de tests in algemene zin besproken. Na deze algemene uitleg worden deze items opnieuw, specifiek per test, uiteengezet.

Uitgangshouding patiënt

- Het is toegestaan de patiënt te helpen om tot de juiste uitgangshouding (UGH) te komen.
- Let op de positie van de armen en handen, deze mogen de bewegingsuitvoering niet beïnvloeden. In ruglig worden de armen/handen langs het lichaam gehouden of op de buik gelegd. In zitpositie liggen de handen in de schoot, of worden op de knieën geplaatst. In zijlig mogen de handen gebruikt worden om de positie te handhaven.
- Wanneer het onmogelijk is voor de patiënt om vanuit de ideale UGH een *willekeurige* beweging te maken, kan men differentiëren tussen score 'o' en score 'n.u.' door de patiënt in een meer 'synergetische' UGH te plaatsen en opnieuw te vragen de beweging uit te voeren. Een 'synergetische' UGH is een UGH waarbij de patiënt al in een gedeeltelijk flexie- of extensiepatroon zit of ligt. Wanneer er nu wel een willekeurige beweging wordt uitgevoerd, kan een 'o' worden gescoord.

Uitgangshouding tester

- De ideale UGH van de tester is naast of voor de patiënt, zodat alle bewegingen van de onderste extremiteit (en dan met name van het gewricht direct proximaal of distaal van het te onderzoeken gewricht) kunnen worden beoordeeld.

Maximale bewegingsuitslag

- De tester bepaalt vooraf de maximale passieve bewegingsuitslag voor het gewricht vanuit de UGH. Op deze manier wordt vastgesteld in welk bewegingstraject selectiviteit gescoord mag worden.
- De beweging wordt minimaal één keer passief door de tester voorgedaan.

Instructies

- De patiënt wordt tijdens het voordoen en uitvoering uitvoerig verbaal geïnstrueerd en aangemoedigd.
- Geef duidelijke instructies aan de patiënt omtrent zijn houding en geef aan tot welke hoogte het been opgetild moet worden.
- Er kan zo nodig een speeltje gebruikt worden om de richting van de beweging aan te geven.

Uitvoering

- Elke test wordt links en rechts apart uitgevoerd.
- Elke test wordt minimaal drie keer door de patiënt actief uitgevoerd.
- De armen mogen niet gebruikt worden om het selectieve bewegen te faciliteren.
- De (actieve) bewegingen worden zo veel mogelijk getest in de verticale richting.

Score selectiviteit specifiek

- Beoordeel of de beweging in het betreffende gewricht geheel geïsoleerd uitgevoerd wordt. Let op het eventueel synergetisch meebewegen van het gewricht direct proximaal of distaal van het te onderzoeken gewricht. Bepaal op welk moment dit synergetische patroon in het bewegingstraject optreedt (direct of in tweede instantie).
- De best uitgevoerde beweging wordt gescoord, ook als deze beweging direct voor of na de instructie plaatsvindt.
- Tijdens de uitvoering zijn spiegelbewegingen (contralaterale zijde doet onwillekeurig mee bij het aanspannen van de te meten zijde) toegestaan.

Scorenotatie op formulier (Appendix I)

Score	Kenmerken
0	totale synergie (alleen in patroon)
1	gedeeltelijke synergie (gedeeltelijk geïsoleerde beweging)
	begint met enig niveau van geïsoleerde beweging, maar gaat vervolgens verder in patroon
2	geen synergie (compleet geïsoleerde beweging)
	selectief bewegen is mogelijk over het gehele bewegingstraject
n.u.	niet uitvoerbaar: er is geen *willekeurige* beweging mogelijk, oorzaken:
	1 beschikt over onvoldoende spierkracht (paralyse)
	en/of
	2 begrijpt de opdracht niet

heup	selectiviteit
bewegingsrichting	actieve heupflexie

UGH patiënt	ruglig op de onderzoeksbank met gestrekte heupen en (maximaal mogelijk) gestrekte knieën
	NB: in geval van een knie-extensiebeperking wordt een passende wig onder de knieën toegestaan. De armen rusten op de onderzoeksbank of langs het lichaam.
UGH tester	staand naast de patiënt
max. bewegingsuitslag	- de tester bepaalt vooraf de maximale passieve bewegingsuitslag voor heupflexie vanuit de UGH
	- relevantie: vaststellen in welke bewegingtraject selectiviteit mag worden gescoord. De bewegingsuitslag kan mogelijk beperkt worden door een verkorte hamstringslengte, waardoor knieflexie noodzakelijk is om in het eindtraject de bewegingsuitslag te vergroten. Dit heeft echter niets te maken met selectiviteit.
uitvoering	- de test wordt links en rechts apart uitgevoerd
	- de patiënt wordt gevraagd het been omhoog te strekken, door de heup actief te buigen
	- gebruik van de armen als steun of hulpmiddel is niet toegestaan
	- beoordeel of er tijdens actieve heupflexie gelijktijdig knieflexie optreedt
instructie aan patiënt	'Til je been op, zodat je gehele been los van de bank komt. Houd hierbij je knie gestrekt.'
illustratie	

totale synergie	gelijktijdige knieflexie bij actieve heupflexie

score selectiviteit specifiek	0 = bij inzet van actieve heupflexie treedt direct gelijktijdig knieflexie op 1 = alleen inzet van actieve heupflexie gaat geïsoleerd; een verder deel van de bewegingsuitslag tot volledige (maximale) uitvoering is alleen mogelijk met gelijktijdig optreden van knieflexie 2 = zowel inzet als volledige (maximale) uitvoering van actieve heupflexie gaat geheel geïsoleerd, zonder gelijktijdige knieflexie n.u. = niet uitvoerbaar. Er is geen *willekeurige* beweging mogelijk. Oorzaken: - beschikt over onvoldoende spierkracht (paralyse) en/of - begrijpt de opdracht niet.
opmerkingen	*Voorwaarde voor het uitvoeren van deze test is dat de patiënt over voldoende heupflexie kracht beschikt om een willekeurige beweging te kunnen maken.* *Wanneer de voet niet los komt van de bank, dient er gedifferentieerd te worden tussen score 'n.u.' (niet uitvoerbaar) en score '0' (volledige synergie). Dit kan door de patiënt in een 'synergetische' UGH te plaatsen (knieën in flexiestand). Wanneer er vanuit deze UGH wél een willekeurige heupflexie beweging uitgevoerd kan worden, wordt er een '0' gescoord; zo niet, dan wordt er een 'n.u.' genoteerd.* *Tijdens de uitvoering zijn spiegelbewegingen (contralaterale zijde doet onwillekeurig mee bij aanspannen te meten zijde) toegestaan.*

bewegingsrichting	actieve heupabductie
UGH patiënt	zijlig op de onderzoeksbank
	Het bovenste been is gestrekt in heup en knie. Het onderste been mag opgetrokken worden voor meer balans. Een kussen onder het hoofd is toegestaan. De bovenste arm rust op het bovenlichaam of geeft steun voor balans. De onderste arm rust op de onderzoeksbank en geeft steun aan het hoofd.
UGH tester	staand voor de patiënt
max. bewegingsuitslag	- de tester bepaalt vooraf de maximale passieve bewegingsuitslag voor heupabductie vanuit de UGH
	- relevantie: vaststellen in welke bewegingtraject selectiviteit mag worden gescoord. De bewegingsuitslag kan mogelijk beperkt worden door een verkorte m. gracilis, waardoor knieflexie noodzakelijk is om in het eindtraject de bewegingsuitslag te vergroten. Dit heeft echter niets te maken met selectiviteit.
uitvoering	- de test wordt links en rechts apart uitgevoerd
	- de patiënt wordt gevraagd zijn (boven)been actief te abduceren
	- de armen mogen niet gebruikt worden om het selectieve bewegen te faciliteren
	- beoordeel of er tijdens actieve heupabductie gelijktijdig knieflexie optreedt
instructie aan patiënt	'Til je been op en houd hierbij je knie gestrekt/je been zo recht mogelijk.'
illustratie	
totale synergie	gelijktijdige knie- en heupflexie bij actieve heupabductie

score selectiviteit specifiek	0 = bij inzet van actieve heupabductie treedt direct gelijktijdig knie- en of heupflexie op 1 = alleen inzet van actieve heupflexie gaat geïsoleerd; een verder deel van de bewegingsuitslag tot volledige (maximale) uitvoering is alleen mogelijk met gelijktijdig optreden van knie- en of heupflexie 2 = zowel inzet als volledige (maximale) uitvoering van actieve heupabductie gaat geheel geïsoleerd, zonder gelijktijdige knieflexie n.u. = niet uitvoerbaar. Er is geen *willekeurige* beweging mogelijk. Oorzaken: - beschikt over onvoldoende spierkracht (paralyse) en/of - begrijpt de opdracht niet.
opmerkingen	*Voorwaarde voor het uitvoeren van deze test is dat de patiënt over voldoende heupabductiekracht beschikt om een willekeurige beweging te kunnen maken.* *Wanneer de voet niet los komt van de bank, dient er gedifferentieerd te worden tussen score 'n.u.' (niet uitvoerbaar) en score '0' (volledige synergie). Dit kan door de patiënt in een 'synergetische' UGH te plaatsen (knieën in flexiestand). Wanneer er vanuit deze UGH wél een willekeurige heupabductie beweging uitgevoerd kan worden, wordt er een '0' gescoord; zo niet, dan wordt er een 'n.u.' genoteerd.* *Tijdens de uitvoering zijn spiegelbewegingen (contralaterale zijde doet onwillekeurig mee bij aanspannen te meten zijde) toegestaan.*

bewegingsrichting	actieve knie-extensie

UGH patiënt	zit op de onderzoeksbank met gebogen knieën en afhangende benen
	De handen liggen in de schoot, of worden op de knieën geplaatst. Wanneer de patiënt moeite heeft met balans, is lichte steun van de tester op de bovenrug van de patiënt toegestaan.
UGH tester	zittend naast de patiënt
max. bewegingsuitslag	De tester bepaalt vooraf de maximale bewegingsuitslag voor knie-extensie vanuit de UGH.
	- relevantie: vaststellen in welke bewegingtraject selectiviteit mag worden gescoord. De bewegingsuitslag kan mogelijk beperkt worden door een verkorte hamstringlengte, waardoor heupextensie noodzakelijk is om in het eindtraject de bewegingsuitslag te vergroten. Dit heeft echter niets te maken met selectiviteit.
uitvoering	- de test wordt links en rechts apart uitgevoerd Gebruik van de armen als steun of hulpmiddel is niet toegestaan.
	- de patiënt wordt gevraagd de knie actief te strekken. Beoordeel of er tijdens actieve knie-extensie gelijktijdig heupextensie optreedt.
instructie aan patiënt	'Strek je knie zo ver mogelijk/maak je been recht. Houd hierbij je rug recht.'
illustratie	

| **totale synergie** | gelijktijdige heupextensie bij actieve knie-extensie |

score selectiviteit specifiek	0 = bij inzet van actieve knie-extensie treedt direct gelijktijdig heupextensie op
	1 = alleen inzet van actieve knie-extensie gaat geïsoleerd; een verder deel van de bewegingsuitslag tot volledige (maximale) uitvoering alleen mogelijk met gelijktijdig optreden van heupextensie
	2 = zowel inzet als volledige (maximale) uitvoering van actieve knie-extensie gaat geheel geïsoleerd, zonder gelijktijdige heupextensie
	n.u. = niet uitvoerbaar. Er is geen *willekeurige* beweging mogelijk. Oorzaken:
	- beschikt over onvoldoende spierkracht (paralyse) en/of
	- begrijpt de opdracht niet.
opmerkingen	*Voorwaarde voor het uitvoeren van deze test is dat de patiënt over voldoende knie-extensie kracht beschikt om een willekeurige beweging te kunnen maken. Wanneer het onderbeen niet omhoog kan worden gebracht, dient er gedifferentieerd te worden tussen score 'n.u.' (niet uitvoerbaar) en score '0' (volledige synergie). Dit kan door de patiënt in een 'synergetische' UGH te plaatsen (heupextensie). Wanneer er vanuit deze UGH wél een willekeurige knie-extensiebeweging uitgevoerd kan worden, wordt er een '0' gescoord; zo niet wordt er een 'n.u.' genoteerd. Tijdens de uitvoering zijn spiegelbewegingen (contralaterale zijde doet onwillekeurig mee bij aanspannen te meten zijde) toegestaan.*

extension lag	selectiviteit
bewegingsrichting	actieve en passieve knie-extensie

UGH patiënt zit op de onderzoeksbank met gebogen knieën en afhangende benen
De handen liggen in de schoot, of worden op de knieën geplaatst.
Wanneer de patiënt moeite heeft met balans, is lichte steun van de
tester op de bovenrug van de patiënt toegestaan.

UGH tester zittend naast de patiënt

uitvoering - de test wordt per been in 2 stappen uitgevoerd, en voor links en
  rechts apart
- gebruik van de armen als steun/hulpmiddel is niet toegestaan
- spontane posterior tilt van het bekken is toegestaan in deze
  UGH

Stap 1

Voer passieve knie-extensie test uit in zit. Het bovenbeen wordt
gefixeerd net boven de knie; de andere hand brengt de knie tot
maximale extensie zonder posterior tilt van van het bekken.
Het moment van posterior tilt bepaalt de maximale mogelijke
passieve knie-extensie. Meet vervolgens de hoek van passieve
knie-extensie.

Stap 2

De patiënt wordt gevraagd de knie actief te strekken. Let op
het optreden van posterior tilt van het bekken. Het moment
van posterior tilt bepaalt de maximale mogelijke actieve knie-
extensie. Meet de hoek van actieve knie-extensie.
Het verschil tussen de actieve en de passieve knie-extensie
wordt de *extension lag* genoemd.

illustratie

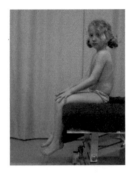 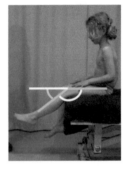

goniometrie

    locatie gewrichtsas   laterale gewrichtsspleet t.h.v. lig. collaterale laterale

    armen goniometer   proximale arm: langs de zijkant van het bovenbeen in de richting van de trochanter major
distale arm: langs het onderbeen, tussen caput fibulae en het meest laterale deel van de laterale malleolus

    gewrichtspositie 0°   volledige extensie knie

    vlak   sagittale vlak

    score (in °)   de te meten hoek = hoek tussen boven- en onderbeen
de te noteren hoek = [hoek tussen boven- en onderbeen] - 180°;
geldt voor passieve en actieve knie-extensie

    extension lag (in °)   = hoek van passieve knie extensie (stap 1) – hoek van actieve knie-extensie (uit stap 2) *(wordt niet op formulier genoteerd)*

    opmerkingen   *Extension lag geeft informatie over de kracht-lengterelatie van de quadriceps. Bij grote extension lag is er een ongunstige kracht-lengterelatie en zal de quadriceps alleen optimaal kracht kunnen leveren in geflecteerde positie van de knie.*

enkel	selectiviteit
bewegingsrichting	actieve dorsaalflexie

UGH patiënt	langzit op de onderzoeksbank, met in 60° geflecteerde heupen en (maximaal mogelijk) gestrekte knieën, met ondersteuning van de (gehele of onder-) rug De enkels bevinden zich net over de rand van de bank (voeten vrij van ondersteuning). De armen rusten op de bovenbenen of langszij.
UGH tester	staand naast de patiënt
max. bewegingsuitslag	- de tester bepaalt vooraf de maximale passieve bewegingsuitslag voor enkel dorsaalflexie vanuit de UGH - relevantie: vaststellen in welke bewegingstraject selectiviteit mag worden gescoord. De bewegingsuitslag kan mogelijk beperkt worden door een verkorte m. gastrocnemius, waardoor knieflexie noodzakelijk is om in het eindtraject de bewegingsuitslag te vergroten. Dit heeft echter niets te maken met selectiviteit.
uitvoering	- de test wordt links en rechts apart uitgevoerd - de patiënt wordt gevraagd zijn enkel wisselend van dorsaal naar plantairflexie te brengen - de armen mogen niet gebruikt worden om het selectieve bewegen te faciliteren - beoordeel of er tijdens actieve enkeldorsaalflexie gelijktijdig knieflexie optreedt
instructie aan patiënt	'Beweeg je voet/tenen naar je toe (richting je neus), zonder dat je je knie optrekt.'
illustratie	
totale synergie	gelijktijdige knieflexie (en heupflexie) bij actieve enkeldorsaalflexie

score selectiviteit specifiek	0 = bij inzet van actieve enkeldorsaalflexie treedt direct gelijktijdig knieflexie op
	1 = alleen inzet van actieve enkeldorsaalflexie gaat geïsoleerd; een verder deel van de bewegingsuitslag tot volledige (maximale) uitvoering is alleen mogelijk met gelijktijdig optreden van knieflexie
	2 = zowel inzet als volledige (maximale) uitvoering van actieve enkeldorsaalflexie gaat geheel geïsoleerd, zonder gelijktijdige knieflexie
	n.u. = niet uitvoerbaar. Er is geen *willekeurige* beweging mogelijk. Oorzaken:
	- beschikt over onvoldoende spierkracht (paralyse) en/of
	- begrijpt de opdracht niet.
opmerkingen	*Voorwaarde voor het uitvoeren van deze test is dat de patiënt over voldoende enkeldorsaalflexiekracht beschikt om een willekeurige beweging te kunnen maken. Wanneer de enkel niet beweegt, dient er gedifferentieerd te worden tussen score 'n.u.' (niet uitvoerbaar) en score '0' (volledige synergie). Dit kan door de patiënt in een 'synergetische' UGH te plaatsen (in langzit en knieën in flexiestand óf in kortzit afhangende benen). Wanneer er vanuit deze UGH wél een willekeurige beweging uitgevoerd kan worden, wordt er een '0' gescoord; zo niet wordt er een 'n.u.' genoteerd. Tijdens de uitvoering zijn spiegelbewegingen (contralaterale zijde doet onwillekeurig mee bij aanspannen te meten zijde) toegestaan.*

bewegingsrichting	actieve eversie

UGH patiënt	zittend op de onderzoeksbank met gebogen knieën en afhangende benen. *De armen rusten op de bovenbenen of langszij.*
UGH tester	staand voor de patiënt
uitvoering	- de test wordt links en rechts apart uitgevoerd
	- vraag de patiënt vanuit deze positie zijn de voeten in eversie te brengen *(het helpt als dit voor de patiënt wordt voorgedaan)*
	- gebruik van de armen als steun of hulpmiddel is niet toegestaan
instructie aan patiënt	'Draai je voet naar buiten, zonder dat je je bovenbeen meedraait of optilt'
illustratie	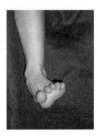 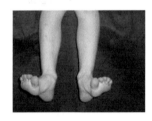
synergieën	gelijktijdige knieflexie en/of heuprotatie bij eversie van de voet
score selectiviteit	0 = er is geen actieve beweging in de enkel mogelijk of bij
specifiek	inzet van de actieve eversie treedt gelijktijdig knieflexie en/of heuprotatie op
	1 = alleen inzet van actieve eversie gaat geïsoleerd; een verder deel van de bewegingsuitslag tot volledige (maximale) uitvoering is alleen mogelijk met gelijktijdig optreden knieflexie en/of heuprotatie
	2 = zowel inzet als volledige (maximale) uitvoering van actieve eversie gaat geheel geïsoleerd, zonder gelijktijdige knieflexie en/of heuprotatie
	n.u. = niet uitvoerbaar. Er is geen *willekeurige* beweging mogelijk. Oorzaken:
	- beschikt over onvoldoende spierkracht (paralyse) en/of
	- begrijpt de opdracht niet.

IX OSSALE ROTATIES

Het onderzoek van de ossale rotaties bestaat uit twee delen, namelijk de femorale anteversiestand en de dij-voethoek. Beide worden links en rechts gemeten en in graden uitgedrukt.

test	femorale anteversiestand
UGH patiënt	buiklig met de knie tot 90° gebogen en heup in extensie *(Voorzichtigheid is geboden bij patiënten die mediale/laterale instabiliteit van het kniegewricht laten zien welke kan resulteren in meetfouten.)*
uitvoering	Beweging wordt voor het linker- en rechterbeen apart uitgevoerd: - palpeer de trochanter major met de uitvoerende hand. Houd hierbij de handpalm van de uitvoerende hand loodrecht gericht op de bank - draai met de andere hand het ipsilaterale onderbeen rustig naar buiten en binnen *(= endo-/exorotatie heup)* - stop wanneer de trochanter major het meest prominent naar lateraal is
illustratie (foto + lijnen van hoekdefinitie)	 UGH uitvoering goniometrie
goniometrie	
locatie gewrichtsas	midden van de distale (onderste) rand van de patellae *(NB: de feitelijke gewrichtsas is trochanter major.)*
armen goniometer	**proximale arm:** loodrecht op onderzoeksbank **distale arm:** op de tibia gericht tussen beide malleoli

gewrichtspositie 0°	onderbeen loodrecht op de onderzoeksbank; geen exo- of endorotatie
score mobiliteit (in °)	de hoek tussen de loodlijn op de onderzoeksbank en de tibia *(de in de illustratie getoonde hoek is + 30°)* - = exorotatie + = endorotatie
opmerkingen	*Deze hoek is een maat voor de femorale anteversiepositie (= de hoek tussen de femorale hals en de transcondylaire as in het sagittale vlak).*

test	dij-voethoek
UGH patiënt	buiklig met de knie in 90° flexie en de hiel in neutrale positie (tussen varus en valgus) en het onderbeen verticaal
uitvoering	Inspectie wordt voor het linker en rechter been apart uitgevoerd: - het ipsilaterale onderbeen wordt vastgehouden en de hoek beoordeeld - voorzichtigheid is geboden om rotatie in het kniegewricht te voorkomen
illustratie (foto + lijnen van hoekdefinitie)	

uitvoering   goniometrie

goniometrie	
lokatie gewrichtsas	het midden van de calcaneus aan plantaire zijde
armen goniometer	**proximale arm:** de as van de voet (lijn door midden calcaneus en de 2e en 3e teen) **distale arm:** parallel aan de positie van het bovenbeen
gewrichtspositie 0°	bovenbeen loodrecht op de denkbeeldige lijn door beide SIAS; geen exo- of endorotatie
score mobiliteit (in °)	hoek tussen het bovenbeen en de as van de voet *Deze hoek is een maat voor de tibiale torsie.* *(de in de illustratie getoonde hoek is 0°)* - = exorotatie + = endorotatie
opmerkingen	*In gevallen waar de voorvoetadductie of -abductie aanwezig is, is voorzichtigheid geboden om de as van de voet recht uit te lijnen met de calcaneus.*

REFERENTIES

Cave EF, Roberts SM. A method of measuring and recording joint position. *Journal of Bone and Joint Surgery: American Volume* 1936; **18**: 455-466.

Eliasson AC, Krumlinde Sundholm L, Rösblad B, Beckung E, Arner M, Öhrvall AM, Rosenbaum P. The Manual Ability Classification System (MACS) for children with cerebral palsy: scale development and evidence of validity and reliability. *Developmental Medicine and Child Neurology* 2006; **8**:549-554.

Gage JR, Novacheck TF. (2001) An update on the treatment of gait problems in cerebral palsy. *Journal of Pediatric Orthopaedics B* **10**: 265-274. *Child Neurology* **39**: 214-223.

Gough M, Eve LC, Robinson RO, Shortland AP. Short-term outcome of multilevel surgical intervention in spastic diplegic cerebral palsy compared with the natural history. *Developmental Medicine & Child Neurology* 2004 **46**: 91-97.

Handbook of Joint Motion: Method of Measuring and Recording. Chicago, Ill: American Academy of Orthopedic Surgeons. 1965.

House JH, Gwathmey FW, Fidler MO. A dynamic approach to the thumb-in-palm deformity in cerebral palsy. Evaluation and results in fifty-six patients. *Journal of Bone and Joint Surgery: American Volume* 1981 **63**: 216-225.

Kendall FP, Kendall McCreary E. *Spieren, tests en functies.* Houten: Bohn Stafleu Van Loghum, 1999.

Meihuizen-de Regt MJ, de Moor JMH, Mulders AHM, editors. *Kinderrevalidatie.* Assen: Koninklijke Van Gorcum, 2003.

Palisano R, Rosenbaum P, Walter S, Russell D, Wood E, Galuppi B. Development and reliability of a system to classify gross motor function in children with cerebral palsy. *Developmental Medicine & Child Neurology* 1997; **39**:214-223.

Syllabus klinische gangbeeldanalyse; Becher & Harlaar, 2006.

Zancolli E, Zancolli J. Congenital ulnar drift of the fingers. Pathogenesis, classification, and surgical management. *Hand Clinics* 1985; 1: 443-456.

Appendix Ia   Voorbeeld van formulier

VU medisch centrum

Standaard Lichamelijk Onderzoek CMP
Revalidatiegeneeskunde

patiënt: _____

geboortedatum: _____

meetdatum: _____

patiëntnummer: _____

onderzoeker(s): _____

sticker

lokalisatie motorische stoornis

unilateraal	R	L			
bilateraal	diplegie	R	> = <	L	
	tetraparese	R	> = <	L	

GMFCS

I	II	III	IV	V

MAC S

I	II	III	IV	V

type motorische stoornis

spastisch	atactisch	dyskinetisch

kenmerken looppatroon

	R	L
0: normaal		
1: verminderde voetheffing zwaaifase		
2: midstance: knieextensie + volledig voetcontact		
3: midstan ce: knieextensie + onvolledig voetcontact		
4: midstance: knieflexie + onvolledig voetcontact		
5: midstance: knieflexie + volledig voetcontact		
endorotatie + adductie terminal swing	+ -	+ -

antropometrie

lengte	m
gewicht	kg

grofmotorische vaardigheden onderste extremiteit

lig - > zit	+ ± -	tenenloop	+ ± -	kniehoogstand	+ ± -
zit - > stand	+ ± -	hielenloop	+ ± -	kniehoogstandloop	+ ± -
staan met steun	+ -	squattest	+ ± -	schuttershouding rechts	+ ± -
los staan	+ -	handen- en knieënstand	+ ± -	schutt ershouding links	+ ± -
op 1 been staan rechts	+ ± -	kruipen	+ -	opkomen rechts	+ ± -
op 1 been staan links	+ ± -	uitvoering kruipen	kikk. alt.	opkomen links	+ ± -
tenenstand rechts	+ ± -				
tenenstand links	+ ± -				

fijnmotorische vaardigheid bovenste extremiteit: grijpen

spontaan rechts	in patroon	cilinder	sleutel	pincet
spontaan links	in patroon	cilinder	sleutel	pincet
op verzo ek rechts	in patroon	cilinder	sleutel	pincet
op verzoek links	in patroon	cilinder	sleutel	pincet

pols-, hand- en vingerfunctie

	Rechts					Links				
hand- en polspositie (Zancolli)	0	I	IIA	IIB	III	0	I	IIA	IIB	III
duimpositie (House)	0	I	II	III	IV	0	I	II	III	IV

opmerkingen / bijzonderheden

bewegingsonderzoek: (passieve gewrichtsmobiliteit en spierlengte (PROM), spiertonus, Angle of Catch (AOC), kwaliteit spasticiteit)

Rechts [spier]	PROM (°)	tonus	AOC (°)	kwaliteit	Links [spier]	PROM (°)	tonus	AOC (°)	kwaliteit
heup					**heup**				
flexie/extensie					flexie/extensie				
abd/adductie					abd/adductie				
abd. in flexie [AD]		-1 0 +1		0 1 2 3	abd. in flexie [AD]		-1 0 +1		0 1 2 3
extensie (B)					extensie (B)				
endo-/exorotatie (B)					endo-/exorotatie (B)				
knie					**knie**				
flexie/extensie					flexie/extensie				
popl. hoek [MH]		-1 0 +1		0 1 2 3	popl. hoek [MH]		-1 0 +1		0 1 2 3
flexie (B) [RF]		-1 0 +1		0 1 2 3	flexie (B) [RF]		-1 0 +1		0 1 2 3
enkel					**enkel**				
plant. flexie					plant. flexie				
dors. flexie 90° [SO]		-1 0 +1		0 1 2 3	dors. flex. 90° [SO]		-1 0 +1		0 1 2 3
clonus [SO]			j 5 n		clonus [SO]			j 5 n	
dors. flexie 0° [GC]		-1 0 +1		0 1 2 3	dors. flex. 0° [GC]		-1 0 +1		0 1 2 3
clonus [GC]			j 5 n		clonus [GC]			j 5 n	
varus/valgus calc.(B)					varus/valgus calc.(B)				
pro-/supi voorv. (B)					pro/supi voorv. (B)				
schouder					**schouder**				
anteflexie					anteflexie				
abductie					abductie				
endo-/exorotatie 90°					endo-/exorotatie 90°				
elleboog					**elleboog**				
flexie / extensie					flexie / extensie				
flexie [TB]		-1 0 +1		0 1 2 3	flexie [TB]		-1 0 +1		0 1 2 3
extensie [BB]		-1 0 +1		0 1 2 3	extensie [BB]		-1 0 +1		0 1 2 3
pro-/supinatie					pro-/supinatie				
pols					**pols**				
palmairflexie					palmairflexie				
dorsaalflexie [PF]		-1 0 +1		0 1 2 3	dorsaalflexie [PF]		-1 0 +1		0 1 2 3

statiek

stand	voet	Rechts				Links				
		planus	+	–	structureel + –	planus	+	–	structureel + –	
	calcaneus	varus	neutraal	valgus		varus	neutraal	valgus		
	voorvoet	abductie	neutraal	adductie		abductie	neutraal	adductie		
		TNS	+	–		TNS	+	–		
	beenlengteverschil:		cm	t.n.v.: rechts links						

zit	rug	scoliose	+	–
		C-convex	rechts	links
		S-vorm t.h.v.:	T T-L	L
		projectie C7	midden sacrum	buiten sacrum

selectiviteit

	Rechts					Links			
heupflexie	0	1	2	n.u.	heupflexie	0	1	2	n.u.
heupabductie	0	1	2	n.u.	heupabductie	0	1	2	n.u.
knieëxtensie	0	1	2	n.u.	knieëxtensie	0	1	2	n.u.
dors.flexie (0°)	0	1	2	n.u.	dors.flexie (0°)	0	1	2	n.u.
eversie	0	1	2	n.u.	eversie	0	1	2	n.u.

ossale rotatie

	Rechts	Links
femorale anteversiestand	°	°
dij-voethoek (exorotatie = –°; endorotatie = +°)	°	°

opmerkingen/ bijzonderheden

opmerkingen/bijzonderheden

140

Appendix Ib   Ingevuld voorbeeld van formulier

VU medisch centrum

Standaard Lichamelijk Onderzoek CMP
Revalidatiegeneeskunde

meetdatum: _____

naam onderzoeker(s): _____

naam patiënt: _____

geb. datum: _____

pat.nr: _____

sticker

lokalisatie motorische stoornis

unilateraal	R	L			
(bilateraal)	(diplegie)	R	> (=) <	L
	tetraparese	R	> = <	L

GMFCS

(I)	II	III	IV	V

MACS

(I)	II	III	IV	V

type motorische stoornis

(spastisch)	atactisch	dyskinetisch

antropometrie

lengte	m
gewicht	kg

kenmerken looppatroon

	R	L
0: normaal		
1: verminderde voetheffing zwaaifase		
2: midstance: knieextensie + volledig voetcontact		
3: midstance: knieextensie + onvolledig voetcontact		
4: midstance: knieflexie + onvolledig voetcontact		
5: midstance: knieflexie + volledig voetcontact		
endorotatie + adductie terminal swing	+ –	+ –

grof-motorische vaardigheden onderste extremiteit

lig -> zit	(+)	±	–	tenenloop	(+)	±	–	kniehoogstand	(+)	±	–
zit -> stand	(+)	±	–	hielenloop	+	±	(–)	kniehoogstandloop	(+)	±	–
staan met steun	(+)	–		squattest	(+)	±	–	schuttershouding rechts	(+)	±	–
los staan	(±)	–		handen-knieën stand	(+)	±	–	schuttershouding links	(+)	±	–
op 1 been staan rechts	(+)	±	–	kruipen	(+)	–		opkomen rechts	(+)	±	–
op 1 been staan links	+	(±)	–	uitvoering kruipen	(alt.)	kikk.		opkomen links	(+)	±	–
tenenstand rechts	+	(±)	–								
tenenstand links	(+)	±	–								

fijn-motorische vaardigheid bovenste extremiteit : grijpen

spontaan rechts	in patroon	(cilinder)	sleutel	pincet
spontaan links	in patroon	(cilinder)	sleutel	pincet
op verzoek rechts	in patroon	(cilinder)	(sleutel)	(pincet)
op verzoek links	in patroon	(cilinder)	(sleutel)	(pincet)

pols-, hand- en vingerfunctie

	Rechts					Links				
hand/polspositie (Zancolli)	(0)	I	IIA	IIB	III	(0)	I	IIA	IIB	III
duimpositie (House)	(0)	I	II	III	IV	(0)	I	II	III	IV

opmerkingen / bijzonderheden

bewegingsonderzoek: (passieve gewrichtsmobiliteit en spierlengte (PROM), spiertonus, Angle of Catch (AOC), kwaliteit spasticiteit)

Rechts [spier]	PROM (°)	tonus	AOC (°)	kwaliteit	Links [spier]	PROM (°)	tonus	AOC (°)	kwaliteit
heup					**heup**				
flexie/extensie	100-10-0				flexie/extensie	100-10-0			
abd/adductie	40-0-30				abd/adductie	40-0-20			
abd. in flexie [AD]	60	-1 0 (+1)	15	0 1 2 (3)	abd. in flexie [AD]	60	-1 0 (+1)	15	0 1 2 (3)
extensie (B)	0				extensie (B)	0			
endo/exorotatie (B)	60-0-40				endo/exorot (B)	60-0-40			
knie					**knie**				
flexie/extensie	max-0-0				flexie/extensie	max-0-0			
popl. hoek [MH]	55	-1 0 (+1)	85	0 1 2 (3)	popl. hoek [MH]	60	-1 0 (+1)	80	0 1 2 (3)
flexie (B) [RF]	140	-1 0 (+1)	40	0 1 2 (3)	flexie (B) [RF]	130	-1 0 (+1)	40	0 1 2 (3)
enkel					**enkel**				
plant. flexie	30				plant. flexie	30			
dors. flexie 90° [SO]	10	-1 0 (+1)		0 1 2 3	dors. flex. 90° [SO]	10	-1 0 (+1)		0 1 2 3
clonus [SO]		(<5) n			clonus [SO]		(>5) n		
dors. flexie 0° [GC]	-5	-1 0 (+1)	-20	0 1 2 (3)	dors. flex. 0° [GC]	-5	-1 0 (+1)	-20	0 1 2 (3)
clonus [GC]		5 (n)			clonus [GC]		5 (n)		
varus/valgus calc.(B)	20-0-5				varus/valgus calc.(B)	20-0-5			
pro/supi voorv. (B)	80-0-70				pro/supi voorv. (B)	70-0-80			
schouder					**schouder**				
anteflexie	180				anteflexie	180			
abductie	130				abductie	150			
endo/exorotatie 90°	70-0-90				endo/exorot 90°	90-0-100			
elleboog					**elleboog**				
flexie / extensie	max-0-0				flexie / extensie	max-0-0			
flexie [TB]	140	-1 (0) +1		(0) 1 2 3	flexie [TB]	140	-1 (0) +1	-	(0) 1 2 3
extensie [BB]	max	-1 (0) +1		(0) 1 2 3	extensie [BB]	max	-1 (0) +1	-	(0) 1 2 3
pro-/supinatie	100-0-90				pro-/supinatie	100-0-90			
pols					**pols**				
palmairflexie	80				palmairflexie	80			
dorsaalflexie [PF]	80	-1 (0) +1	-	(0) 1 2 3	dorsaalflexie [PF]	80	-1 (0) +1	-	(0) 1 2 3

statiek		Rechts			Links			opmerkingen/ bijzonderheden
stand	voet	planus (+) -	structureel + (-)	planus + -	structureel + (-)			
	calcaneus	varus neutraal (valgus)		varus neutraal (valgus)				
	voorvoet	abductie (neutraal) adductie		abductie (neutraal) adductie				
	TNS	(+) -		TNS (+) -				
	beenlengte verschil:	0 cm. tnv: rechts links						

zit	rug	scoliose	+	(-)
		C-convex	rechts	links
		S-vorm thv:	T	T-L L
		projectie C7	midden sacrum	buiten sacrum

selectiviteit		Rechts					Links		
heupflexie	0	1	(2)	n.u	heupflexie	0	1	(2)	n.u
heupabductie	0	1	(2)	n.u	heupabductie	0	1	(2)	n.u
knieextensie	0	1	(2)	n.u	knieextensie	0	1	(2)	n.u
dors.flexie (0°)	0	1	(2)	n.u	dors.flexie (0°)	0	1	(2)	n.u
eversie	0	(1)	2	n.u	eversie	0	(1)	2	n.u

ossale rotatie	Rechts		Links	
femorale anteversie stand	30	°	35	°
dij-voethoek (exorotatie=-°; endorotatie = +°)	0	°	0	°

opmerkingen/ bijzonderheden

142

Appendix IIa   Nederlandse GMFCS met indeling naar leeftijd

Voor het 2e levensjaar

I   De kinderen komen tot zit en zitten op de grond zonder steun van de handen, zodat beide handen gebruikt kunnen worden om voorwerpen te manipuleren. De kinderen kruipen op handen en knieën, trekken zich op tot stand en nemen stapjes terwijl ze zich vasthouden aan het meubilair. De kinderen lopen op een leeftijd tussen 18 maanden en 2 jaar zonder gebruik te maken van loophulpmiddelen.

II   De kinderen zitten op de grond maar hebben mogelijk hun handen nodig om de (zit)balans te bewaren. De kinderen schuiven op hun buik of kruipen op handen en knieën. De kinderen trekken zich mogelijk op tot stand en nemen stapjes zich vasthoudend aan het meubilair.

III   De kinderen kunnen op de grond blijven zitten, wanneer de onderrug wordt ondersteund. De kinderen rollen en kruipen vooruit op hun buik.

IV   De kinderen hebben hoofdbalans, maar hebben rompsteun nodig om op de grond te kunnen zitten. De kinderen kunnen op hun rug rollen en eventueel op hun buik rollen.

V   Lichamelijke stoornissen beperken de willekeurige controle over het bewegen. De kinderen zijn niet in staat om in zit en buikligging de posities van het hoofd en de romp tegen de zwaartekracht in te handhaven. De kinderen hebben hulp van volwassenen nodig bij het omrollen.

Vanaf 2e tot 4e verjaardag

I   De kinderen zitten op de grond waarbij beide handen vrij zijn om voorwerpen te manipuleren. Het gaan zitten en opstaan van de grond wordt gedaan zonder hulp van volwassenen. De voorkeursmanier van voortbewegen is lopen zonder loophulpmiddelen.

II   De kinderen zitten op de grond maar kunnen problemen hebben met de balans als beide handen gebruikt worden om voorwerpen te manipuleren. Het gaan zitten en opstaan wordt uitgevoerd zonder hulp van volwassenen. Op een stabiele ondergrond trekken de kinderen zich op tot stand. De kinderen kruipen op handen en knieën met een alternerend patroon, lopen terwijl ze zich vasthouden aan het meubilair en de voorkeursmanier van voortbewegen is lopen met loophulpmiddelen.

III   De kinderen zitten op de grond, vaak in een 'TV-zit' (zitten tussen de geflecteerde en geëndoroteerde heupen en knieën) en kunnen hulp nodig hebben van een volwassene om tot zit te komen. De kinderen bewegen zichzelf bij voorkeur voort op hun buik of kruipen op handen en knieën (vaak zonder alternerende bewegingen van de benen). De kinderen kunnen zich optrekken tot stand op een stabiele ondergrond, langslopen of korte afstanden 'oversteken' tussen meubilair. De kinderen kunnen korte afstanden binnenshuis lopen met behulp van een loophulpmiddel en hulp van een volwassene voor het sturen en draaien.

IV   De kinderen zitten op de grond als ze zo neergezet worden, maar zijn niet in staat om zonder steun van hun handen in balans te blijven. De kinderen hebben vaak aangepaste hulpmiddelen nodig om te zitten en staan.
Zelf voortbewegen over korte afstanden (in een kamer) wordt bereikt door middel van rollen, kruipen op de buik of kruipen op handen en knieën zonder alternerende bewegingen van de benen.

V   Lichamelijke stoornissen belemmeren de willekeurige controle over het bewegen en de mogelijkheid om de posities van het hoofd en de romp tegen de zwaartekracht in te handhaven. Alle gebieden van het motorisch functioneren zijn beperkt. Functionele beperkingen bij het zitten en staan kunnen niet geheel worden gecompenseerd door het gebruik van aanpassingen en hulpmiddelen. Op niveau V kunnen de kinderen zichzelf niet onafhankelijk voortbewegen en worden vervoerd. Sommige kinderen bereiken het niveau van zichzelf voortbewegen door het gebruik van een elektrisch vervoershulpmiddel met uitgebreide aanpassingen.

Vanaf 4e tot aan 6e verjaardag

I   De kinderen gaan op een stoel zitten, komen van een stoel af en zitten op een stoel zonder hierbij te steunen met de handen. De kinderen staan op van de grond en staan op uit de stoel zonder steun van voorwerpen nodig te hebben. De kinderen lopen binnen- en buitenshuis en kunnen traplopen. De mogelijkheid om te rennen en te springen ontwikkelt zich.

II   De kinderen zitten op een stoel met beide handen vrij om voorwerpen te manipuleren. De kinderen komen vanaf de grond tot stand en komen vanuit zit in een stoel tot stand, maar hebben vaak een stabiele ondergrond nodig om zich met de armen op te trekken of op te duwen. Op een vlakke ondergrond lopen de kinderen zonder loophulpmiddelen binnenshuis en korte afstanden buitenshuis. De kinderen kunnen traplopen door zich vast te houden aan de leuning, maar kunnen niet rennen of springen.

III   De kinderen zitten op een gewone stoel maar kunnen een bekken- of rompsteun nodig hebben om de handfunctie te vergroten. De kinderen gaan op een stoel zitten door zich met de armen op te trekken of op te duwen vanaf een stabiele ondergrond en komen zo ook van de stoel af. De kinderen lopen met een loophulpmiddel op vlakke ondergronden en kunnen traplopen met hulp van een volwassene. De kinderen worden vaak vervoerd wanneer er lange afstanden afgelegd moeten worden of bij oneffen terrein buitenshuis.

IV   De kinderen zitten op een stoel maar hebben een aangepaste zitting nodig voor ondersteuning van de romp en om de handfunctie te vergroten. De kinderen gaan op een stoel zitten en komen van een stoel af met hulp van een volwassene of een stabiele ondergrond om zich met de armen op te trekken of op te duwen. De kinderen kunnen op hun best lopen over korte afstanden met een looprekje en toezicht van een volwassene, maar hebben moeite met draaien en het bewaren van evenwicht op oneffen ondergronden. De kinderen worden in de woonomgeving vervoerd. De kinderen kunnen bereiken dat zij zichzelf kunnen verplaatsen met behulp van een elektrisch vervoershulpmiddel.

V   Lichamelijke stoornissen belemmeren de willekeurige controle over het bewegen en de mogelijkheid om de posities van het hoofd en de romp tegen de zwaartekracht in te handhaven. Alle gebieden van het motorisch functioneren zijn beperkt. Functionele beperkingen bij het zitten en staan kunnen niet geheel worden gecompenseerd door het gebruik van aanpassingen en hulpmiddelen. Op niveau V kunnen de kinderen zichzelf niet onafhankelijk voortbewegen en worden vervoerd. Sommige kinderen bereiken het niveau van zichzelf voortbewegen door het gebruik van een elektrisch vervoershulpmiddel met uitgebreide aanpassingen.

Vanaf 6e tot 12e verjaardag

I   De kinderen lopen thuis, op school, buitenshuis en in de woonomgeving. De kinderen kunnen de stoeprand op en aflopen zonder lichamelijke hulp en traplopen zonder de leuning te gebruiken. De kinderen voeren grofmotorische vaardigheden uit zoals rennen en springen, maar snelheid, balans en coordinatie zijn verminderd. Sommige kinderen participeren in lichamelijke activiteiten en sport afhankelijk van hun persoonlijke keuzes en omgevingsfactoren.

II   De kinderen lopen in de meeste leefsituaties. De kinderen ondervinden soms moeilijkheden wanneer ze lopend lange afstanden afleggen, hun evenwicht moeten bewaren op oneffen terrein, hellingen nemen, zich in een mensenmenigte of een kleine ruimte bevinden, en wanneer ze objecten dragen. De kinderen lopen de trap op en af door zich vast te houden aan de leuning of hebben lichamelijke hulp nodig wanneer er geen leuning is. Buitenshuis en in de woonomgeving lopen de kinderen eventueel met lichamelijke hulp, een loophulpmiddel of gebruiken ze een vervoershulpmiddel wanneer er lange afstanden moeten worden afgelegd. De kinderen hebben op hun best slechts minimale mogelijkheden om grofmotorische vaardigheden als rennen en springen uit te voeren. Beperkingen in het uitvoeren van grofmotorische vaardigheden maken eventueel aanpassingen noodzakelijk voor participatie in lichamelijke activiteiten en sport.

III   In de meeste situaties binnenshuis gebruiken de kinderen bij het lopen een loophulpmiddel. Bij het zitten hebben de kinderen eventueel een heupband nodig om een goede zitpositie te behouden. Bij het gaan staan, vanuit zit of vanaf de vloer, is lichamelijke hulp van een persoon of een stabiele ondergrond vereist. Wanneer er lange afstanden afgelegd moeten worden, gebruiken de kinderen een vervoershulpmiddel. De kinderen lopen eventueel de trap op en af door zich vast te houden aan de leuning onder toezicht of met lichamelijke hulp. Beperkingen bij het lopen maken eventueel aanpassingen noodzakelijk voor participatie in lichamelijke activiteiten en sport waaronder het voortbewegen in een handbewogen rolstoel of het gebruik van een elektrisch vervoershulpmiddel.

IV   In de meeste leefsituaties gebruiken de kinderen een vorm van mobiliteit waarbij lichamelijke hulp noodzakelijk is of een elektrisch vervoershulpmiddel. Voor ondersteuning van de romp en het bekken hebben de kinderen een aangepaste zitting nodig, en voor de meeste transfers is lichamelijke hulp vereist. In de thuissituatie verplaatsen de kinderen zichzelf op de vloer (rollen, kruipen, en tijgeren), lopen ze met lichamelijke hulp korte afstanden of gebruiken ze een elektrisch vervoershulpmiddel. Sommige kinderen gebruiken, als ze erin geplaatst worden, in de thuissituatie of op school een lichaamsondersteunend looprek. Op school, buitenshuis en in de woonomgeving worden de kinderen vervoerd in een handbewogen rolstoel of gebruiken ze een elektrisch vervoershulpmiddel. Beperkingen in de mobiliteit maken aanpassingen noodzakelijk voor participatie in lichamelijke activiteiten en sport, waaronder lichamelijke hulp en/of het gebruik van een elektrisch vervoershulpmiddel.

V   De kinderen worden in alle leefsituaties in een handbewogen rolstoel vervoerd. De kinderen zijn beperkt in hun vermogen de posities van het hoofd en de romp tegen de zwaartekracht in te handhaven en de bewegingen van armen en benen te controleren. Hulpmiddelen worden gebruikt om de hoofdpositie, de zithouding, het staan, en de mobiliteit te verbeteren, maar de beperkingen kunnen hierdoor niet geheel worden gecompenseerd. Volledige lichamelijke hulp van een volwassene is bij transfers vereist. Thuis bewegen kinderen eventueel korte afstanden over de vloer of ze worden gedragen door een volwassene. Sommige kinderen bereiken het niveau van zichzelf voortbewegen door het gebruik van een elektrisch vervoershulpmiddel met uitgebreide aanpassingen aan de zitting en de besturing. Beperkingen in de mobiliteit maken voor participatie in lichamelijke activiteiten en sport aanpassingen noodzakelijk, waaronder lichamelijke hulp en/of het gebruik van een elektrisch vervoershulpmiddel.

Vanaf 12e tot 18e verjaardag

I   De jongeren lopen thuis, op school, buitenshuis en in de woonomgeving. De jongeren kunnen de stoeprand op en aflopen zonder lichamelijke hulp en traplopen zonder de leuning te gebruiken. De jongeren voeren grofmotorische vaardigheden uit zoals rennen en springen, maar snelheid, balans en coordinatie zijn verminderd. De jongeren participeren eventueel in lichamelijke activiteiten en sport afhankelijk van hun persoonlijke keuzes en omgevingsfactoren.

II   De jongeren lopen in de meeste leefsituaties. Omgevingsfactoren (zoals oneffen terrein, hellingen, lange afstanden, de benodigde tijd, het weer, en acceptatie door leeftijdsgenoten) en persoonlijke voorkeuren beïnvloeden de voorkeursmanier van verplaatsen. Op school of op het werk lopen de jongeren eventueel met een loophulpmiddel voor de veiligheid. Buitenshuis en in de woonomgeving gebruiken sommige jongeren een vervoershulpmiddel wanneer er lange afstanden moeten worden afgelegd. De jongeren lopen de trap op en af door zich vast te houden aan de leuning of met lichamelijke hulp wanneer er geen leuning is. Beperkingen in het uitvoeren van grofmotorische vaardigheden maken eventueel aanpassingen noodzakelijk voor participatie in lichamelijke activiteiten en sport.

III   De jongeren zijn in staat tot lopen met behulp van een loophulpmiddel. In vergelijking met jongeren op andere niveaus, vertonen de jongeren op niveau III meer variatie in de wijze van verplaatsen afhankelijk van de lichamelijke mogelijkheden en omgevings- en persoonlijke factoren. Tijdens het zitten hebben de jongeren eventueel een heupband nodig voor het behouden van een goede zitpositie. Bij het gaan staan, vanuit zit of vanaf de vloer, is lichamelijke hulp van een persoon of een stabiele ondergrond vereist. Op school verplaatsen sommige jongeren zichzelf in hun handbewogen rolstoel of maken ze gebruik van een elektrisch vervoershulpmiddel. Buitenshuis en in de woonomgeving worden de jongeren vervoerd in een rolstoel of gebruiken ze een elektrisch vervoershulpmiddel. De jongeren lopen eventueel de trap op en af, door zich onder toezicht vast te houden aan de leuning of met lichamelijke hulp. De beperkingen in het lopen maken eventueel aanpassingen noodzakelijk voor participatie in lichamelijke activiteiten en sport waaronder het voortbewegen van een handbewogen rolstoel of het gebruik van een elektrisch vervoershulpmiddel.

IV   De jongeren gebruiken een vervoershulpmiddel in de meeste leefsituaties. De jongeren hebben een aangepaste zitting nodig voor ondersteuning van het bekken en de romp. Voor transfers is lichamelijke hulp door 1 of 2 personen vereist. Sommige jongeren kunnen steun nemen op hun eigen benen om staande transfers makkelijker te maken. Binnenshuis lopen de jongeren, met lichamelijke hulp eventueel korte afstanden, gebruiken ze een vervoershulpmiddel, of, als ze erin geplaatst worden, een lichaamsondersteunend looprek. De jongeren zijn fysiek in staat een elektrisch voortbewogen rolstoel te bedienen. Wanneer een elektrisch voortbewogen rolstoel niet realiseer- of beschikbaar is, worden de jongeren vervoerd in een handbewogen rolstoel. Beperkingen in het verplaatsen maken voor participatie in lichamelijke activiteiten en sport aanpassingen noodzakelijk, waaronder lichamelijke hulp en/of het gebruik van een elektrisch vervoershulpmiddel.

V   De jongeren worden in alle leefsituaties in een handbewogen rolstoel vervoerd. De jongeren zijn beperkt in hun vermogen de hoofdpositie en de romp tegen de zwaartekracht in te handhaven en de bewegingen van armen en benen te controleren. Hulpmiddelen worden gebruikt om de hoofdpositie, de zithouding, het staan, en de mobiliteit te verbeteren, maar de beperkingen kunnen hierdoor niet geheel worden gecompenseerd. Voor transfers is lichamelijke hulp van 1 of 2 personen of een tillift vereist. Sommige jongeren bereiken het niveau van zichzelf voortbewegen door het gebruik van een elektrisch vervoershulpmiddel met uitgebreide aanpassingen aan de zitting en de besturing. Beperkingen in het verplaatsen maken voor participatie in lichamelijke activiteiten en sport aanpassingen noodzakelijk, waaronder lichamelijke hulp en/of het gebruik van een elektrisch vervoershulpmiddel.

Bronnen

Nederlandse vertaling © 2009 NetChild Network for Childhood Disability Research, Utrecht, the Netherlands
Jan Willem Gorter, Erik van Tol, Petra van Schie, Marjolijn Ketelaar
E-mail: gmfcs@dehoogstraat.nl Website: www.netchild.nl

GMFCS - E & R © 2007 CanChild Centre for Childhood Disability Research, McMaster University
Robert Palisano, Peter Rosenbaum, Doreen Bartlett, Michael Livingston
E-mail: canchild@mcmaster.ca Website: www.canchild.ca

GMFCS © 1997 CanChild Centre for Childhood Disability Research, McMaster University
Robert Palisano, Peter Rosenbaum, Stephen Walter, Dianne Russell, Ellen Wood, Barbara Galuppi
(Reference: Dev Med Child Neurol 1997;39:214-223)

Appendix IIb   GMFCS classificatie stroomdiagrammen

GMFCS Classificatie

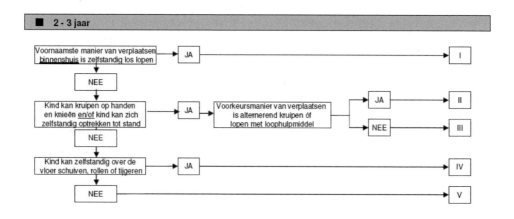

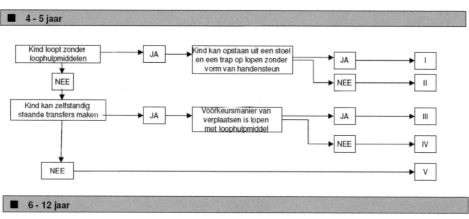

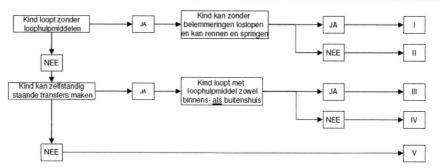

Gebruikersinstructie GMFCS

De aandacht richt zich op het vaststellen van het niveau welke het best de mogelijkheden en belemmeringen in het motorisch functioneren van de patiënt weergeeft. De nadruk ligt op het dagelijks functioneren van de patiënt op school, thuis en in de woonomgeving. Het is daarom belangrijk de dagelijkse vaardigheden te classificeren (niet de best mogelijke prestaties) zonder oordelen over de prognose daarin te betrekken. Vergeet niet dat het de bedoeling is om de huidige grofmotorische vaardigheden van de patiënt te classificeren, niet om de kwaliteit van bewegen of mogelijke verbeteringen te bepalen!

De beschrijvingen van de vijf niveaus zijn breed en niet bedoeld om het functioneren van individuele kinderen te beschrijven. Bijvoorbeeld een jong kind met een hemiparese die niet op handen en knieën kan kruipen, maar verder past in de beschrijving van niveau I wordt ingedeeld in niveau I. De gebruikte schaal is een ordinale schaal, hetgeen betekent dat de afstand tussen de niveaus onderling niet gelijk is. De schaal is niet bedoeld om alle kinderen met CP in even grote groepen over de 5 niveaus te verdelen.

Bron

Palisano R, Rosenbaum P, Walter S, Russell D, Wood E, Galuppi B. Development and reliability of a system to classify gross motor function in children with cerebral palsy. *Developmental Medicine and Child Neurology* 1997; **39**:214-223.

Appendix IIIa   MACS: Manual Ability Classification System

Classificatiesysteem MACS voor handvaardigheid voor kinderen met cerebrale parese, 4-18 jaar

Introductie

Het doel van de MACS is om te voorzien in een systematische methode om te classificeren hoe kinderen met cerebrale parese (CP) hun handen gebruiken wanneer ze objecten hanteren in dagelijkse activiteiten. De MACS is gebaseerd op spontaan uitgevoerde handvaardigheid, met in het bijzonder nadruk op het hanteren van objecten in de persoonlijke ruimte van het individu (de ruimte direct rond iemands lichaam, in tegenstelling tot objecten die niet binnen bereik zijn).

Het doel van de MACS is te bepalen welk niveau het best de gebruikelijke uitvoering door de patiënt thuis, op school en in de maatschappij weergeeft. Het bepalen van het niveau moet gedaan worden door iemand te vragen die de patiënt goed kent en niet door het afnemen van een specifieke test. De MACS is niet ontwikkeld om het beste vermogen te classificeren en is niet bedoeld om verschillen in vermogen tussen beide handen te onderscheiden. De MACS heeft niet de bedoeling om de onderliggende redenen voor beperkingen in uitvoering te verklaren of types cerebrale parese te classificeren.

Onderscheid tussen de niveaus is gebaseerd op de vaardigheid van de patiënt om objecten te hanteren en hun behoefte aan hulp of aanpassingen om handvaardigheidstaken in het dagelijks leven uit te voeren. Het gaat om objecten, die relevant en leeftijdsspecifiek zijn voor de patiënt, inclusief bijvoorbeeld die voor eten, kleden, spelen, schrijven, te onderscheiden van objecten die gebruikt worden voor meer gevorderde speciaal getrainde activiteiten zoals het bespelen van een muziekinstrument.

De MACS kan gebruikt worden voor kinderen van verschillende leeftijden, maar sommige termen moeten gerelateerd worden aan de leeftijd van de patiënt. Het ligt voor de hand dat kinderen op de leeftijd van 4 jaar andere objecten hanteren dan adolescenten. Hetzelfde geldt voor onafhankelijkheid, een jong kind heeft meer hulp en toezicht nodig dan een ouder kind.

De motivatie en cognitieve vaardigheden van een kind beïnvloeden zijn vaardigheid om objecten te hanteren en daarmee het MACS-niveau. Als de motivatie van de patiënt om activiteiten uit te voeren laag is, als zij de taak niet begrijpen of continu om hulp en ondersteuning van volwassenen vragen, zullen ze geclassificeerd worden op basis van hun feitelijke uitvoering, zelfs al wordt er gedacht dat ze een beter vermogen hebben.

In het algemeen zal, als de handvaardigheid van een kind past binnen een bepaald niveau, de patiënt waarschijnlijk geclassificeerd worden op of boven dat niveau. Als kinderen objecten passend bij een bepaald niveau niet kunnen hanteren, zullen zij vrijwel zeker geclassificeerd worden onder dat niveau. Niveau I bevat kinderen met cerebrale parese met hooguit minimale beperkingen vergeleken met zich normaal ontwikkelende kinderen, en waarbij de beperkingen, indien aanwezig, nauwelijks de uitvoering van taken in het dagelijks leven beïnvloeden.

In de MACS zijn vijf niveaus beschreven. Ook het onderscheid tussen elk van de niveaus is weergegeven om te helpen bij het bepalen van het niveau dat het nauwkeurigst de handvaardigheid van een kind weergeeft. De schaal is ordinaal, zonder de intentie dat de afstanden tussen de niveaus als gelijk moeten worden beschouwd, of dat kinderen met cerebrale parese evenredig verdeeld zijn over de vijf niveaus.

Bron

Eliasson AC, Krumlinde Sundholm L, Rösblad B, Beckung E, Arner M, Öhrvall AM, Rosenbaum P. The Manual Ability Classification System (MACS) for children with cerebral palsy: scale development and evidence of validity and reliability Developmental Medicine and Child Neurology 2006; **8**:549-554.

Vertaling: Jetty van Meeteren, Channah Nieuwenhuijsen, Laraine Visser-Isles, Marij Roebroeck

Appendix IIIb   MACS: gebruikers-informatie

Wat moet u weten om de MACS te gebruiken?

De MACS is een systeem om bij kinderen met CP de vaardigheid om objecten te hanteren in dagelijkse activiteiten te classificeren. In welke situatie is het kind onafhankelijk en in welke mate heeft het hulp en aanpassingen nodig.

I Hanteert objecten gemakkelijk en met succes. Hooguit beperkingen in het gemak van uitvoering van handvaardigheden of manuele taken die snelheid en nauwkeurigheid vereisen. Echter, eventuele beperkingen in handvaardigheid beperken niet de onafhankelijkheid in de
dagelijkse activiteiten.

> **Onderscheid tussen niveau I en II**
> Kinderen in niveau I mogen beperkingen hebben in het hanteren van erg kleine, zware of fragiele objecten die gedetailleerde fijnmotorische controle of efficiënte coördinatie tussen de handen vereisen. Beperkingen mogen ook de uitvoering in nieuwe en onbekende situaties betreffen. Kinderen in niveau II voeren bijna dezelfde activiteiten uit als kinderen in niveau I, maar de kwaliteit van uitvoering is minder, of de uitvoering is langzamer. Functionele verschillen tussen handen kunnen de effectiviteit van uitvoering beperken. Kinderen in niveau II proberen meestal het hanteren van objecten te vereenvoudigen, maken bijvoorbeeld gebruik van een oppervlakte ter ondersteuning in plaats van objecten met beide handen te hanteren.

II Hanteert meeste objecten, maar met iets verminderde kwaliteit en/of snelheid van uitvoering. Bepaalde activiteiten worden mogelijk vermeden of worden uitgevoerd met enige moeite; alternatieve manieren van uitvoering kunnen gebruikt worden maar de handvaardigheid beperkt de onafhankelijkheid in de dagelijkse activiteiten meestal niet.

III Hanteert objecten met moeite. Heeft hulp nodig bij het voorbereiden en/of aanpassen van activiteiten. De uitvoering is langzaam en wordt met beperkt succes volbracht wat betreft kwaliteit en kwantiteit. Activiteiten worden onafhankelijk uitgevoerd als ze voorbereid of aangepast zijn.

IV Hanteert een beperkte selectie van makkelijk hanteerbare objecten in aangepaste situaties. Voert een deel van de activiteiten uit met moeite en met beperkt succes. Vereist continue ondersteuning en assistentie en/of aanpassingen, zelfs voor het gedeeltelijk volbrengen van de activiteit.

V Hanteert objecten niet en heeft een ernstig beperkte vaardigheid om zelfs simpele acties uit te voeren. Vereist totale assistentie.

Appendix IV   De gangcyclus

De gangcyclus kan onderverdeeld worden in acht functionele fases.

Initial contact: dit is de start (0%) van de gangcyclus. In het normale gaan is dit het moment van hielcontact.

Loading response: in het normale gaan bestrijkt dit 0-10% van de gangcyclus en is er een laterale gewichtsverschuiving.

Midstance: dit is 10-30% van de gangcyclus in het normale gaan. Deze fase eindigt wanneer het contralaterale been het referentiebeen is gepasseerd.

Terminal stance: 30-50% van de gangcyclus in het normale gaan. Deze fase eindigt bij initial contact van het contralaterale been.

Preswing: 50-60% van de gangcyclus in het normale gaan. Deze fase eindigt wanneer de voet los komt van de grond. Het lichaamsgewicht verschuift naar mediaal.

Initial swing: 60-73% van de gangcyclus in het normale gaan. Deze fase eindigt wanneer de voet het contralaterale been passeert.

Midswing: 73-87% van de gangcyclus in het normale gaan. Deze fase eindigt wanneer de tibia verticaal staat.

Terminal swing: 87-100% van de gangcyclus in het normale gaan. Deze fase eindigt bij initial contact van de volgende cyclus.

video report gait analysis

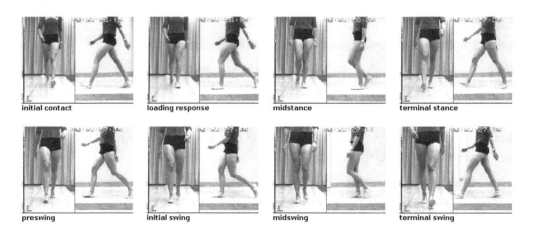

initial contact   loading response   midstance   terminal stance

preswing   initial swing   midswing   terminal swing

schema Stride (gait cycle)

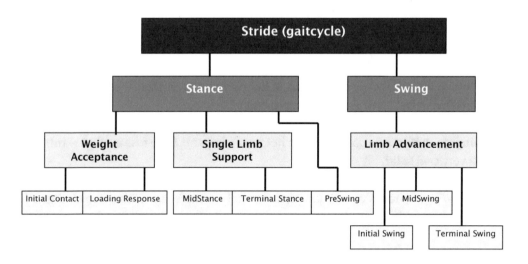

Schematisch overzicht van verschillende indelingen van de gangcyclus en de onderlinge verhoudingen.
Uit: Syllabus klinische gangbeeldanalyse; Becher & Harlaar, 2006.

Appendix V Normaalwaarden maximale bewegingsuitslag voor volwassenen

		max. uitslag (norm. volwassenen)
heup	flexie/extensie	140 - 0 - 25
	abductie/adductie	45 - 0 - 20
	abductie in knie flexie	45
	endo-/exorotatie	45 - 0 - 45
knie	flexie/extensie	130 - 0 - 0
	popliteale hoek	0- 30
enkel	dorsaalflexie in knieflexie	20
	dorsaal-/plantairflexie (knie 0°)	20 - 0 - 45
	pronatie/supinatie (voorvoet)	10 - 0 - 10
	varus/valgus (calcaneus)	10 - 0 - 10
schouder	anteflexie/retroflexie	180 - 0 - 35
	abductie/adductie	180 - 0 - 45
	exo-/endorotatie	90 - 0 - 90
elleboog	flexie/extensie	145 - 0 - 0
	pronatie/supinatie	50 - 0 - 45
pols	dorsaal -/palmairflexie	50 - 0 - 0
	ulnair-/radiaalabductie	30 - 0 - 20

orthopedisch onderzoek:

femorale anteversie	kind in ontwikkeling	10 - 60°
	volwassene	20°
dij-voethoek		0°
beenlengteverschil		0 cm

opmerkingen	Bij de geboorte kunnen hoeken van 10° tot 60° optreden bij femorale anteversie. Tijdens skeletontwikkeling neemt deze hoek af tot ongeveer 20° voor volwassenen.

Bron

Handbook of Joint Motion: Method of Measuring and Recording. Chicago, Ill: American Academy of Orthopedic
Surgeons, 1965.

Printed in the United States
By Bookmasters